Vom Glück der Einfachheit

Was **wirklich** zählt

arsEdition

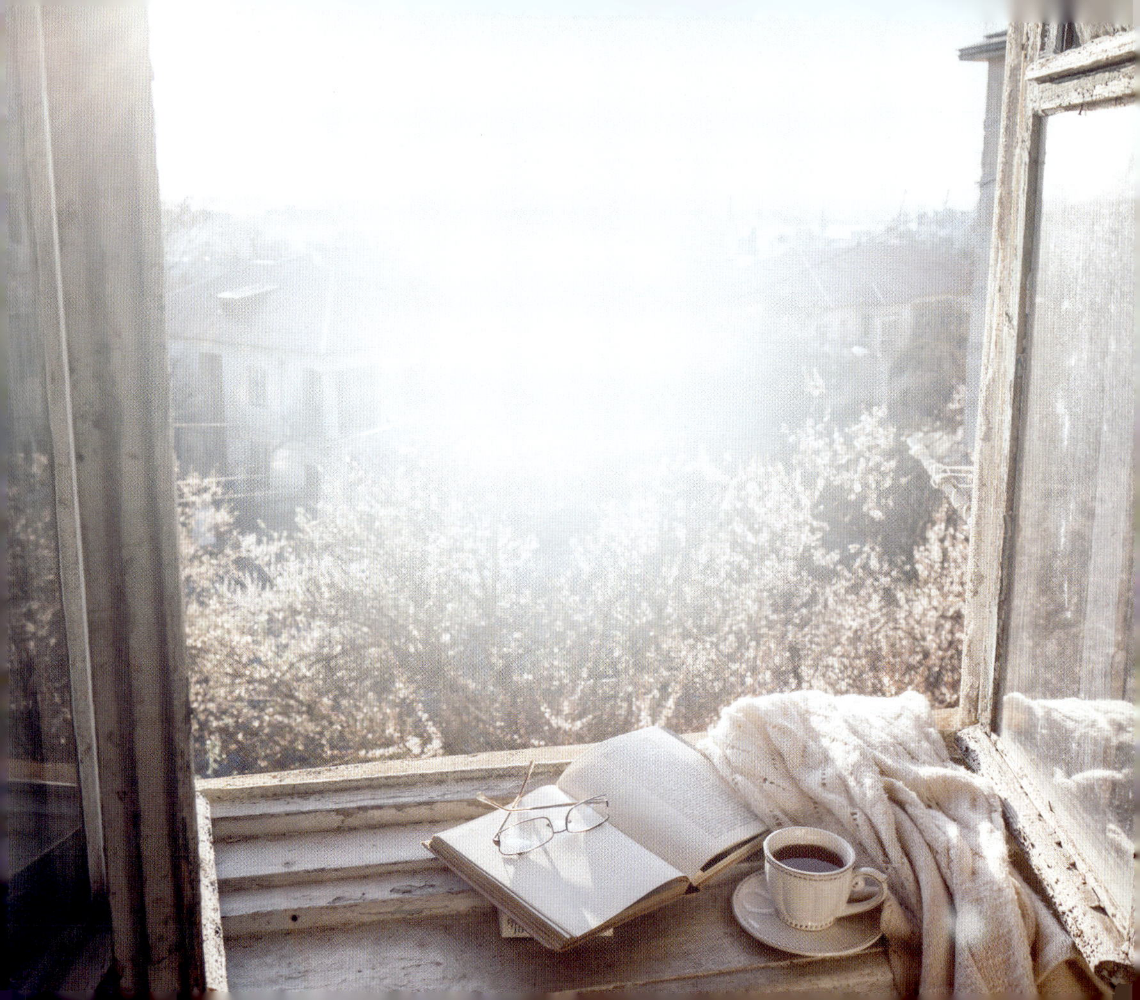

Morgens in die ersten Sonnenstrahlen
blinzeln, ein gutes Buch lesen,
mit Freunden beim Kaffee zusammensitzen …
Wenn du mal genauer hinsiehst,
erkennst du, dass alles, was du
zum Glücklichsein brauchst, schon da ist.
Denn die kleinen Dinge
machen das Leben großartig!

Nimm dir einen Moment für dich
und genieße das Glück der Einfachheit!
Denn am Ende des Tages zählt nur,
ob du glücklich bist.

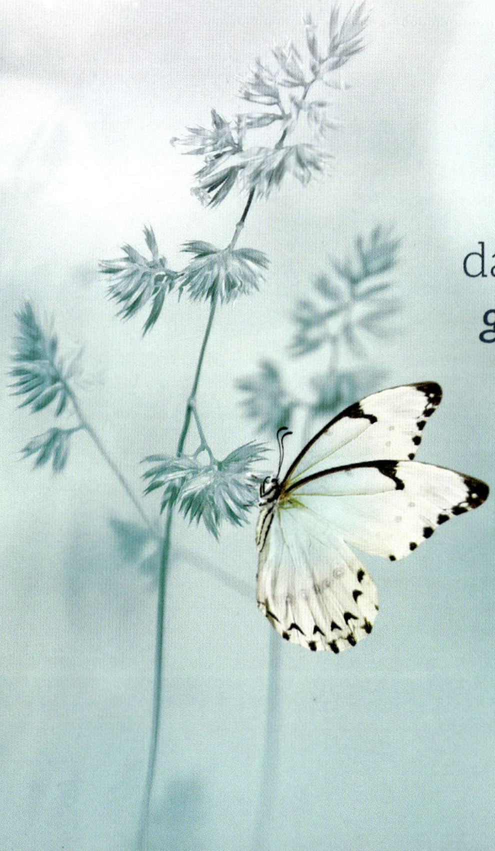

Wenn du erkennst,
dass es dir an nichts fehlt,
gehört dir die ganze Welt.

LAOTSE

Ruhe, Stille, Sofa
und eine Tasse Tee geht über alles.

THEODOR FONTANE

Die Frage,
was du besitzen möchtest,
ist eigentlich die Frage danach,
wie du leben willst.

MARIE KONDO

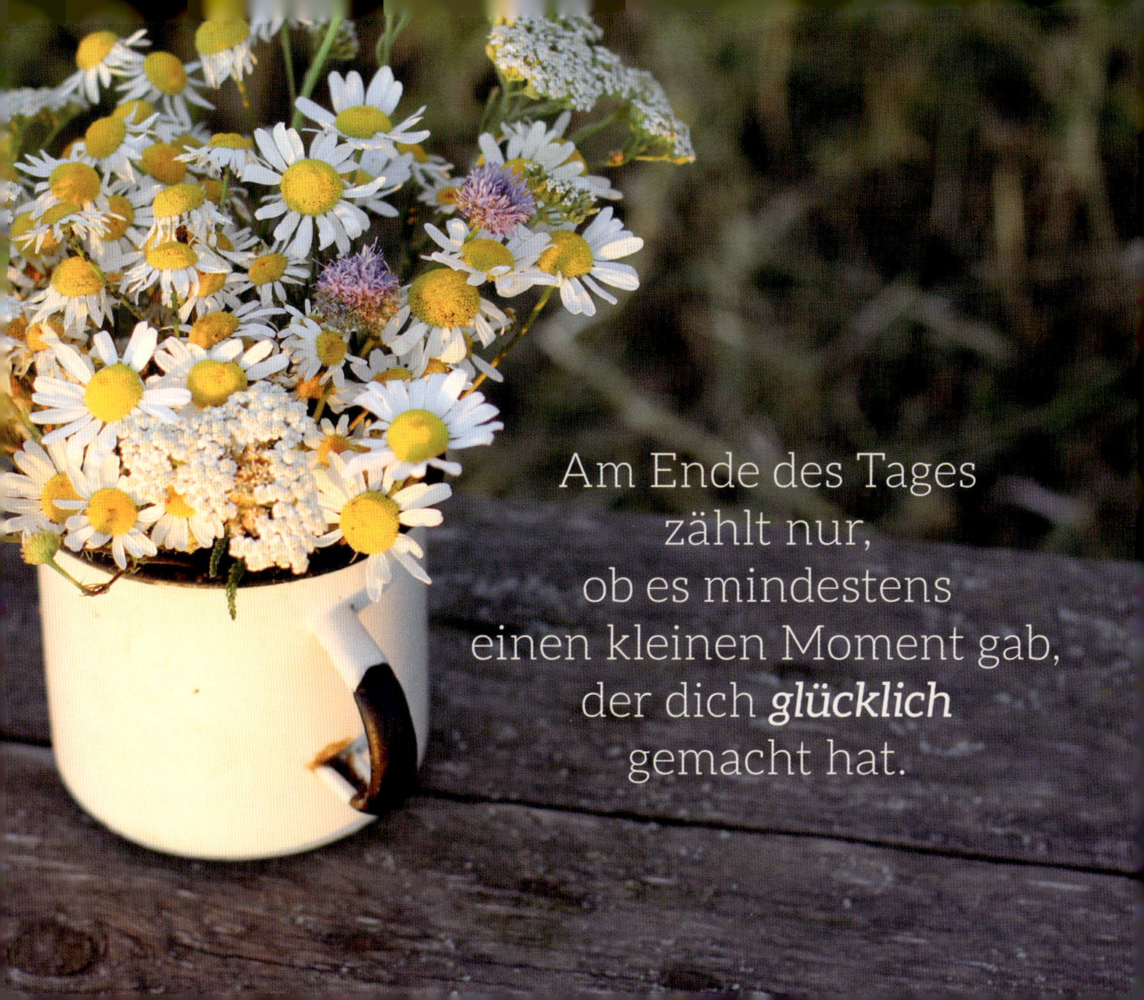
Am Ende des Tages
zählt nur,
ob es mindestens
einen kleinen Moment gab,
der dich ***glücklich***
gemacht hat.

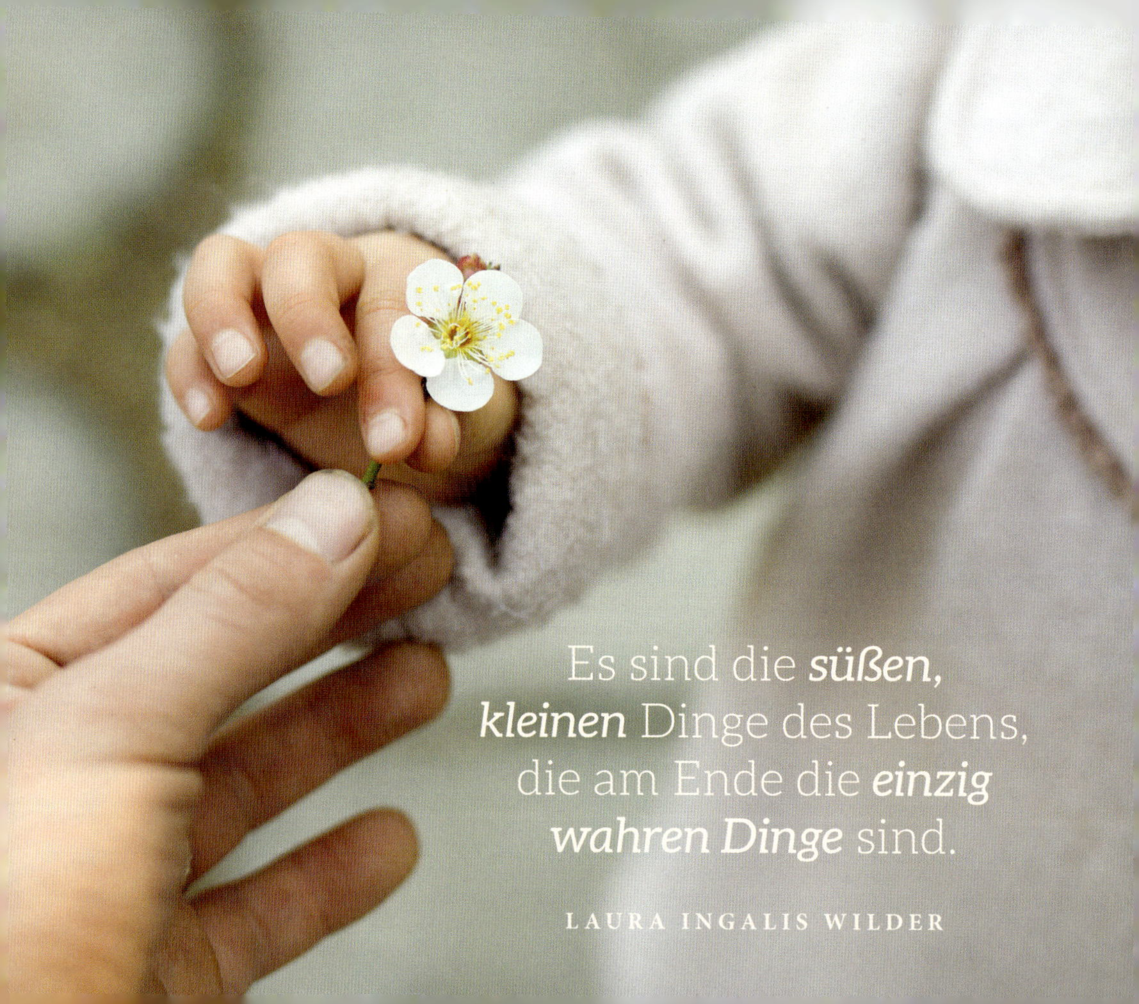
Es sind die ***süßen,***
kleinen Dinge des Lebens,
die am Ende die ***einzig***
wahren Dinge sind.
LAURA INGALIS WILDER

Den Puls
des eigenen Herzens fühlen.
Ruhe im Innern,
Ruhe im Äußern.
Wieder Atem holen lernen,
das ist es.

CHRISTIAN MORGENSTERN

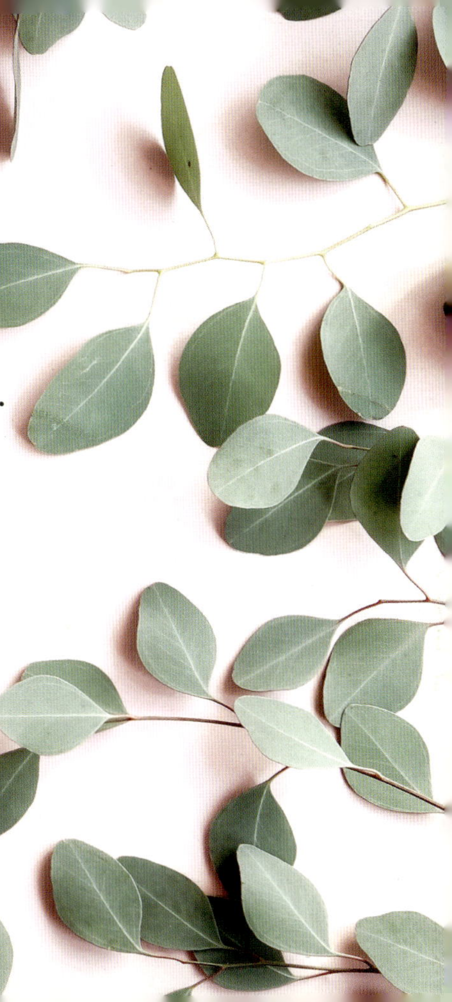

Das Aussortieren
des Unwesentlichen
ist der Kern
aller Lebensweisheit.

LAOTSE

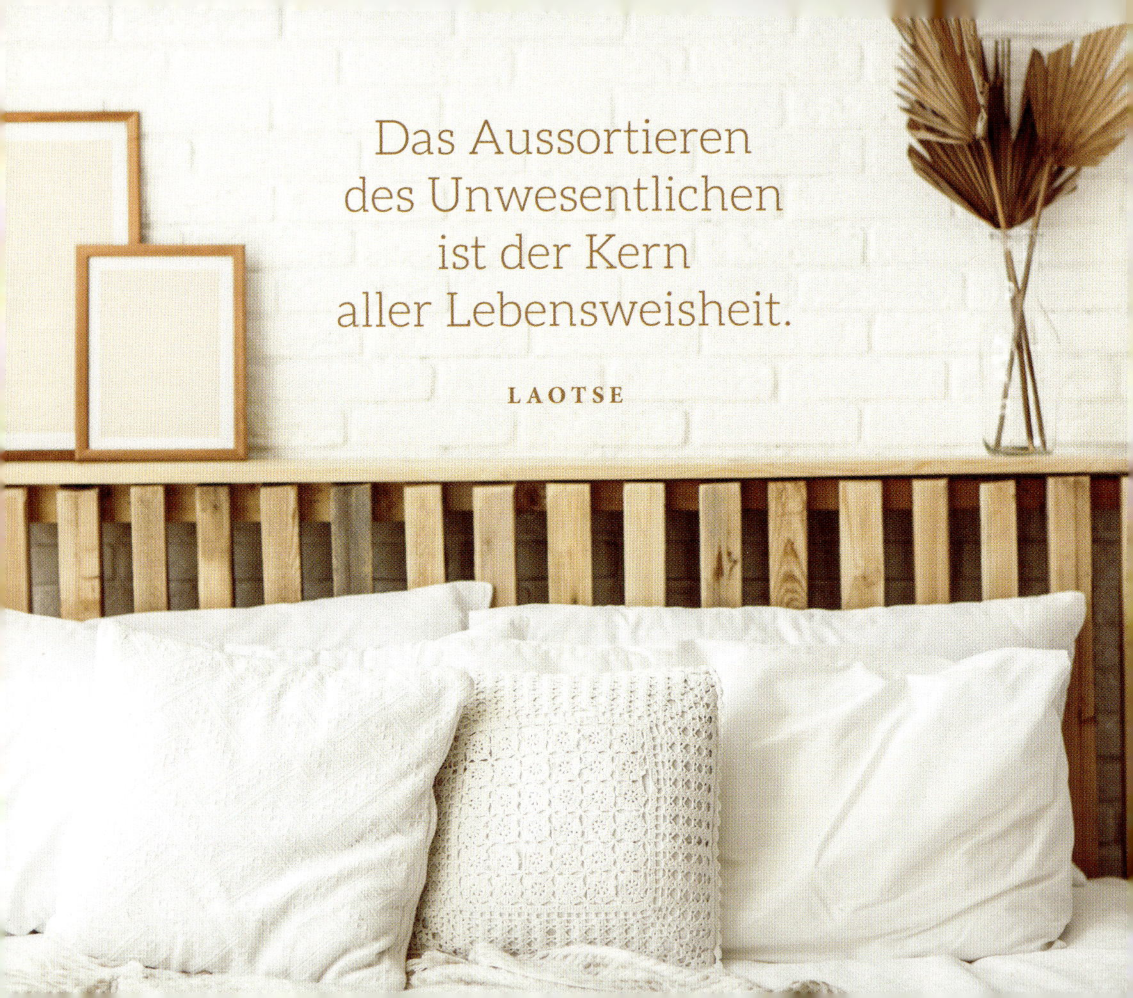

Nimm dir mehr Zeit

für die Dinge,
die deine Seele strahlen
und dein Herz
tanzen lassen.

Vergiss nicht –
man braucht nur wenig,
um ein glückliches Leben
zu führen.

MARK AUREL

Wenn du etwas loslässt,
bist du etwas glücklicher.
Wenn du viel loslässt,
bist du viel glücklicher.
Wenn du ganz loslässt,
bist du frei.

AJAHN CHAH

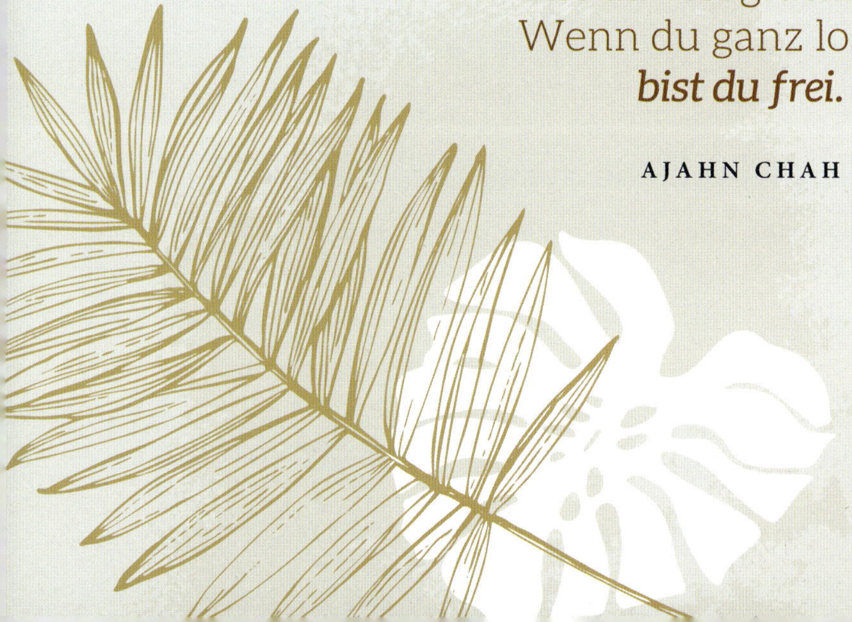

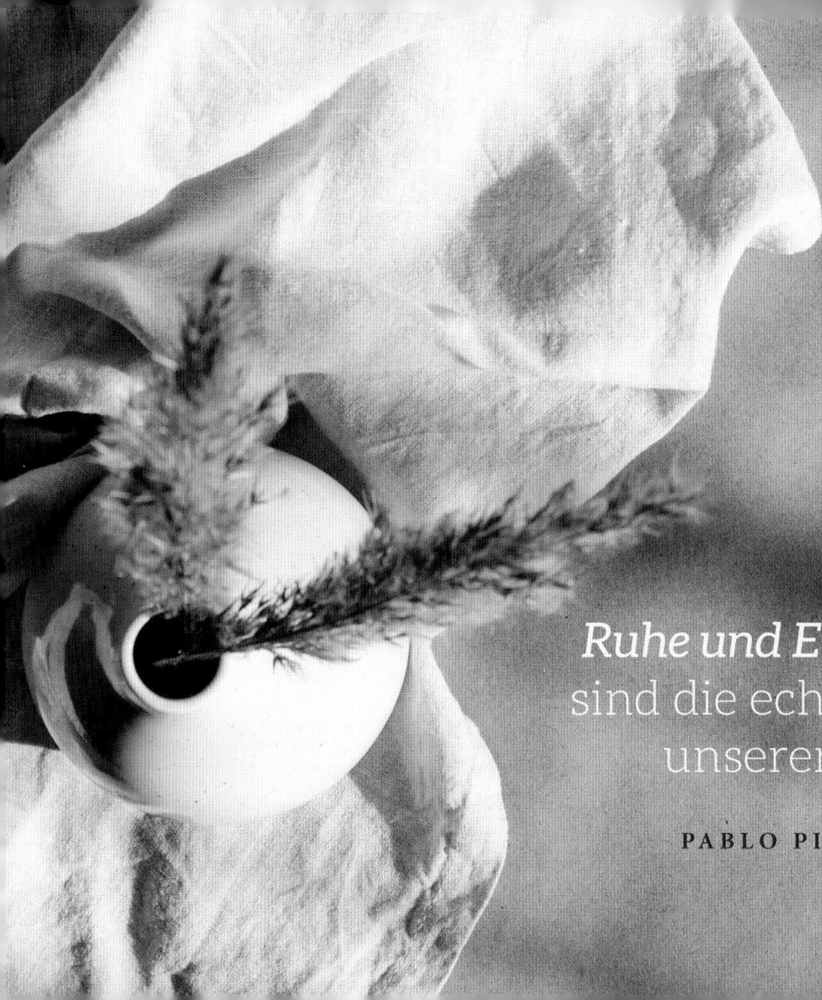

Ruhe und Einsamkeit
sind die echten Güter
unserer Zeit.

PABLO PICASSO

Freuden,
die man anderen macht,
strahlen auf uns zurück.

ANNA RITTER

Was ich tue?
Nichts!
Ich lasse das Leben
auf mich regnen!

RAHEL VARNHAGEN

Formel meines Glücks:

ein Ja, ein Nein,
eine gerade Linie,
ein Ziel.

FRIEDRICH NIETZSCHE

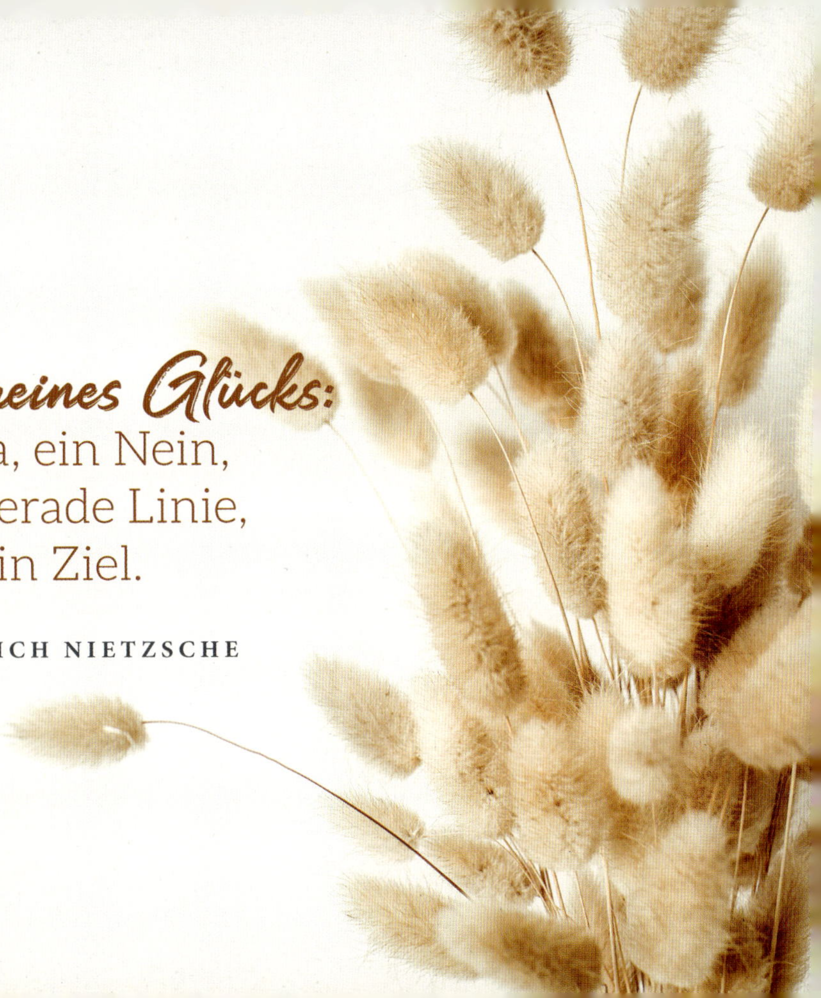

Genieße die kleinen Dinge.
Sie machen das Leben großartig.

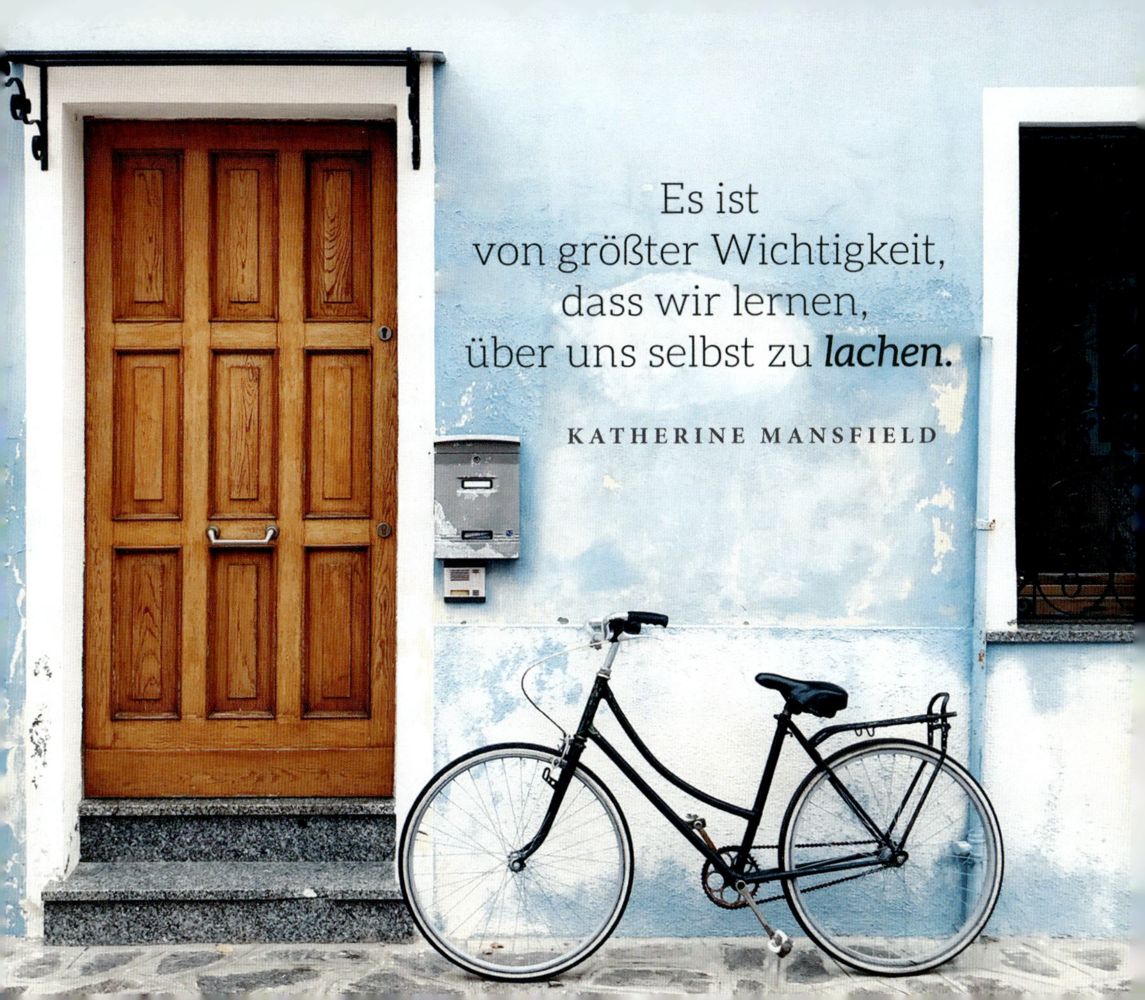

Es ist
von größter Wichtigkeit,
dass wir lernen,
über uns selbst zu ***lachen.***

KATHERINE MANSFIELD

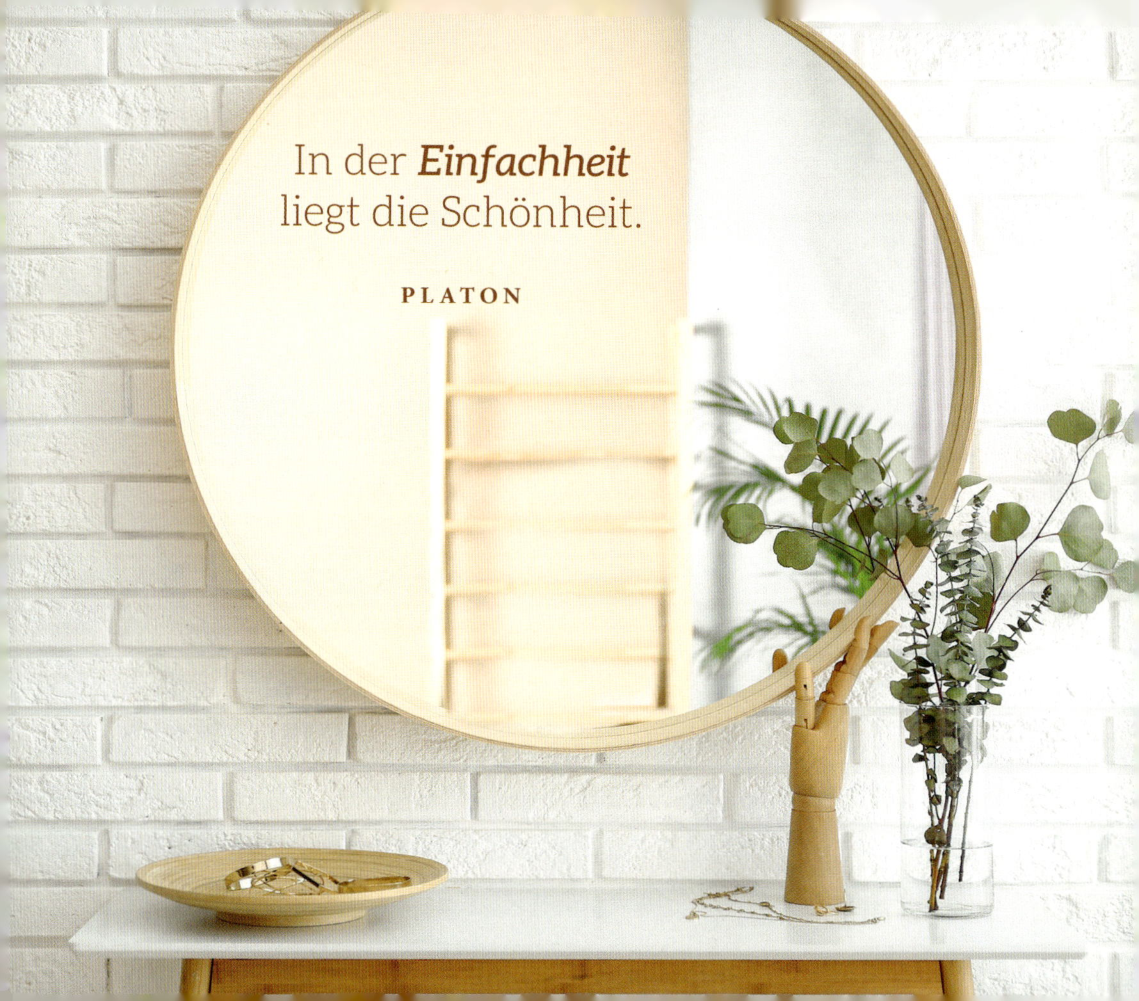
In der *Einfachheit*
liegt die Schönheit.
PLATON

Begeistere dich für das Leben.
Das bloße Gefühl zu leben,
ist ***Freude*** genug.

EMILY DICKINSON

Frage dich nicht, ob es richtig ist,
sondern wie du dich dabei ***fühlst.***

Das Glück liegt in uns,
nicht in den Dingen.

BUDDHA

Liebe das, was du hast,
aus vollem Herzen.
So hast du ***alles***,
was du brauchst.

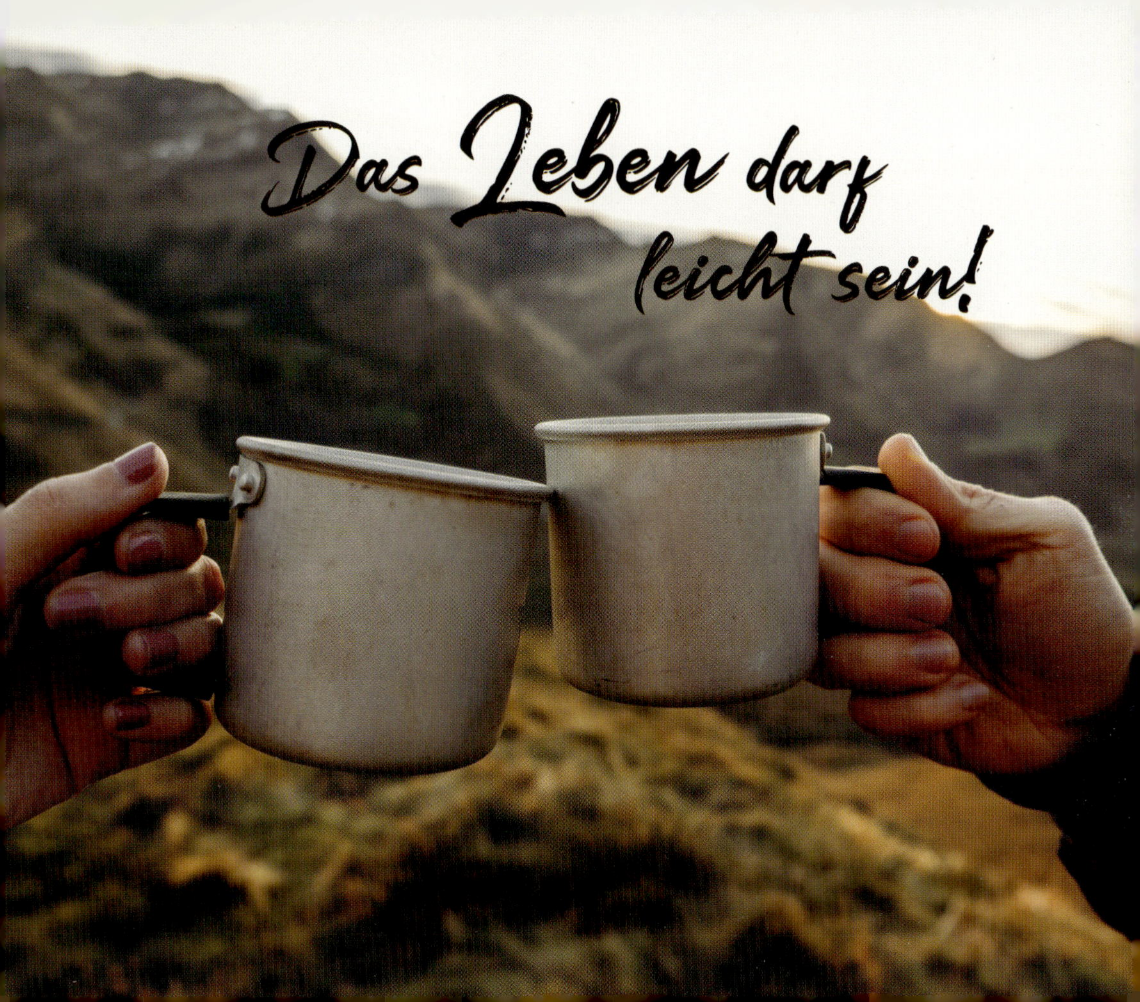
Das Leben darf
leicht sein!

Lass los!

Dann hast du
beide Hände frei.

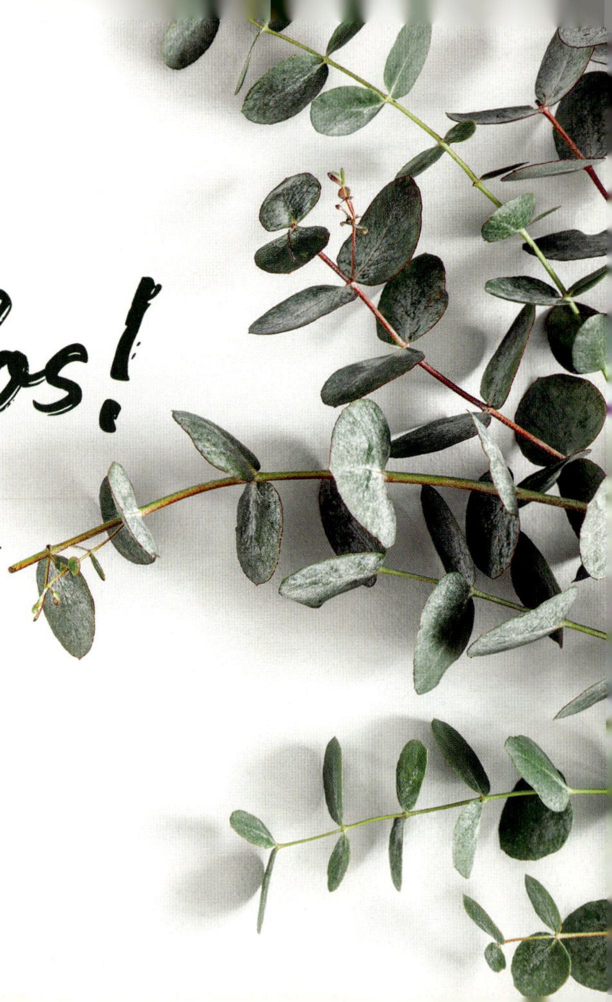

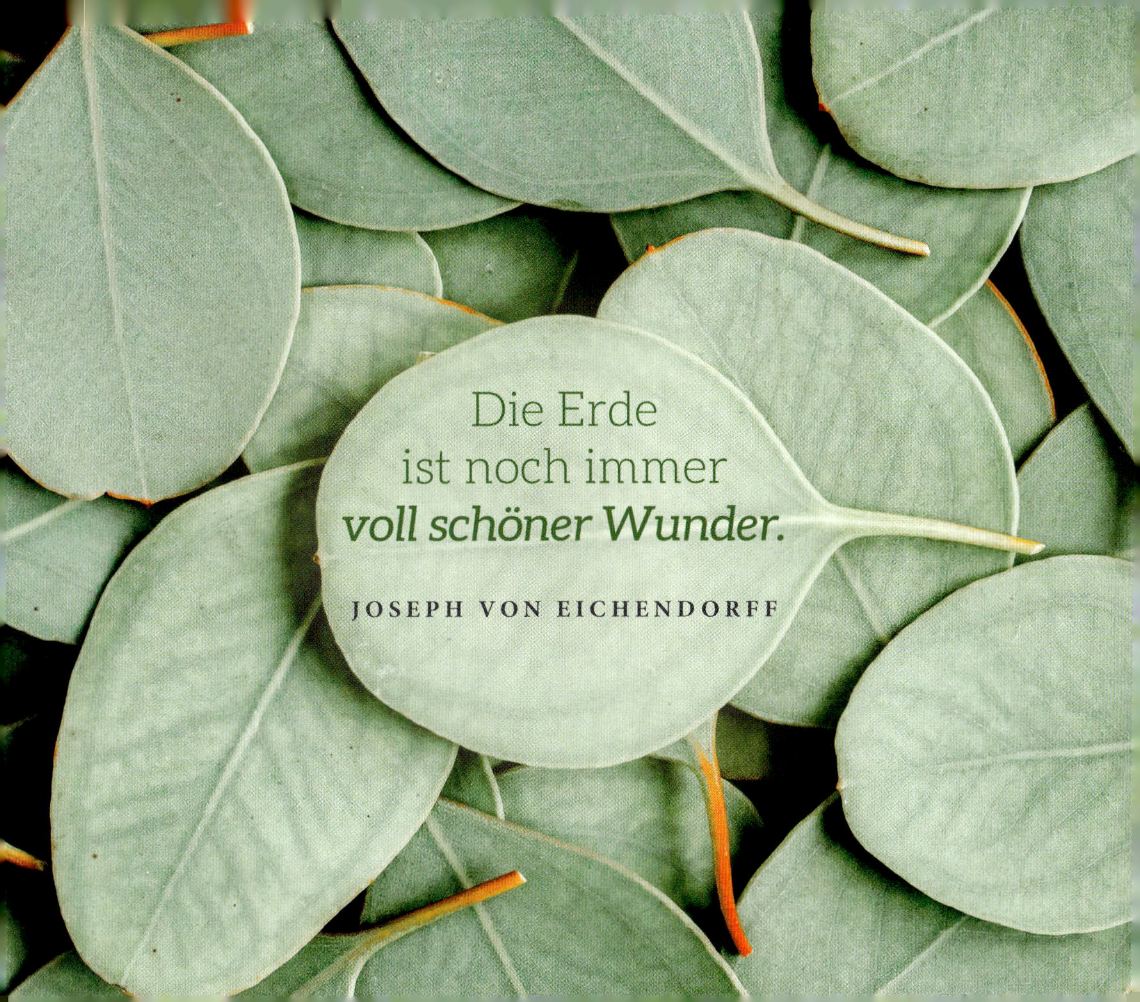
Die Erde
ist noch immer
voll schöner Wunder.
JOSEPH VON EICHENDORFF

Mit ***jeder*** Ausatmung
kannst du etwas ***loslassen***.

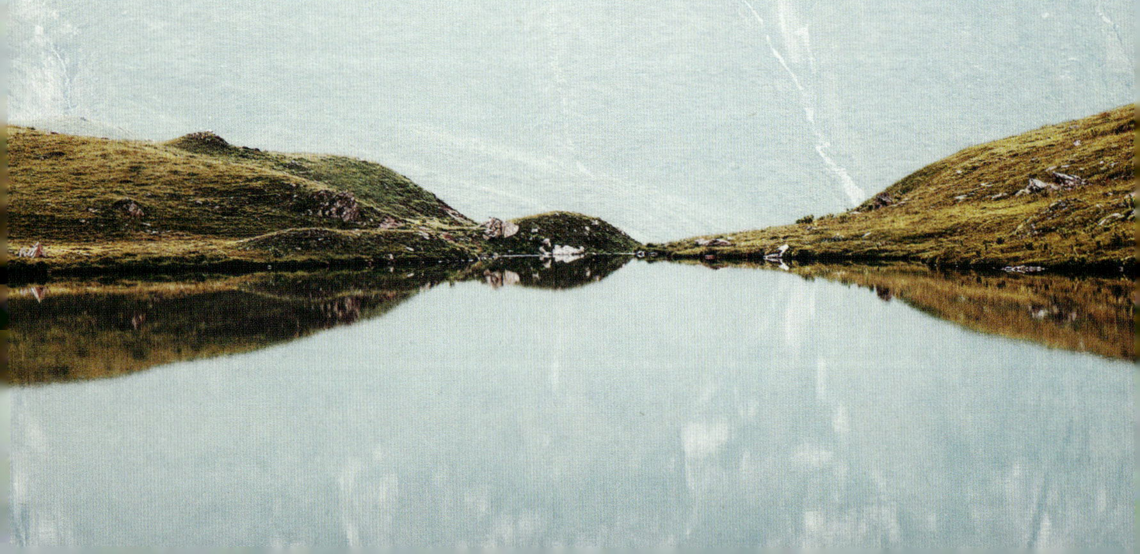

Das Wichtigste ist,
dein Leben zu ***genießen*** –
glücklich zu sein –
das ist alles, was zählt.

AUDREY HEPBURN

Mit ein paar Blumen
in meinem Garten,
einem halben Dutzend Bildern
und einigen Büchern,
lebe ich ohne Neid.

LOPE DE VEGA

Das Größte und Wunderbarste ist ***das Einfachste.***

WALTHER RATHENAU

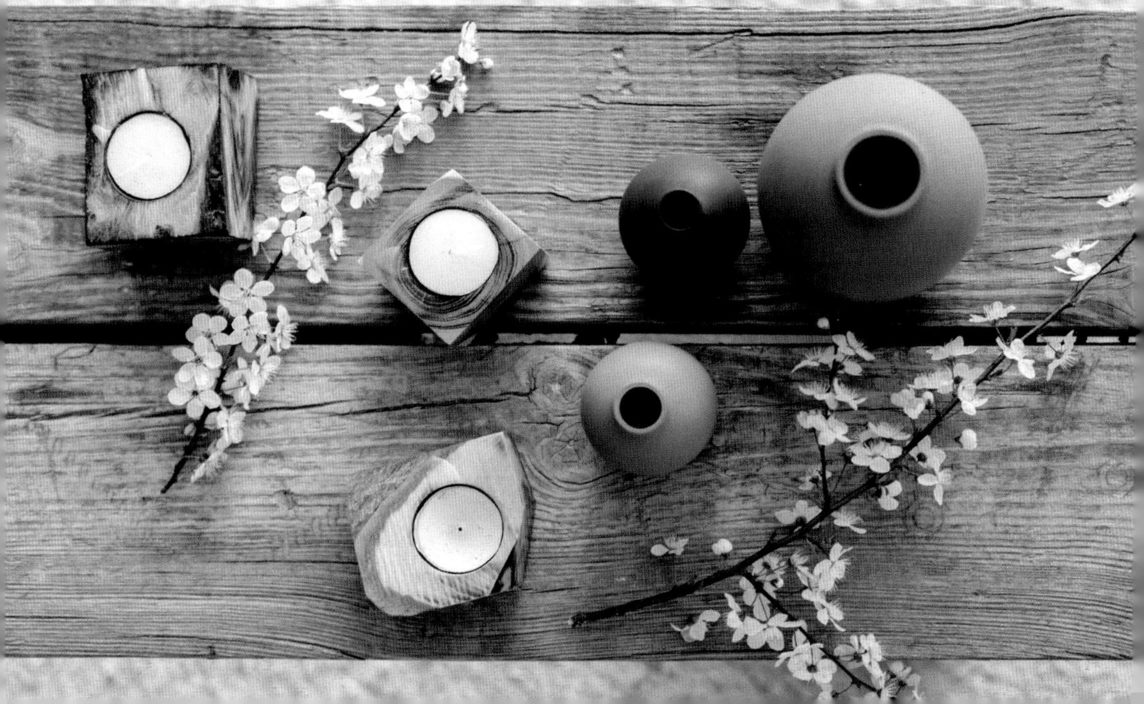

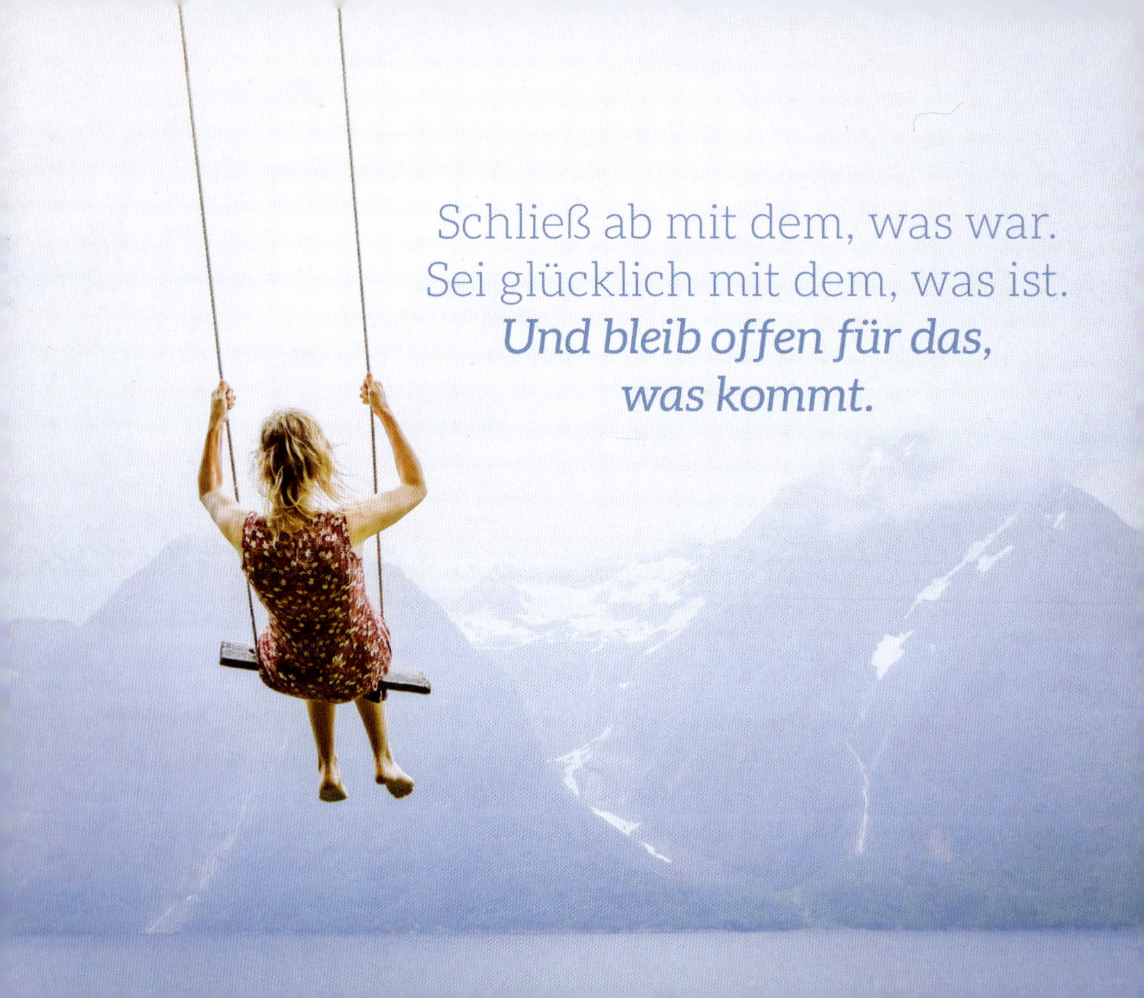

Schließ ab mit dem, was war.
Sei glücklich mit dem, was ist.
Und bleib offen für das, was kommt.

Lebe, sei glücklich
und mache andere glücklich.

MARY SHELLEY

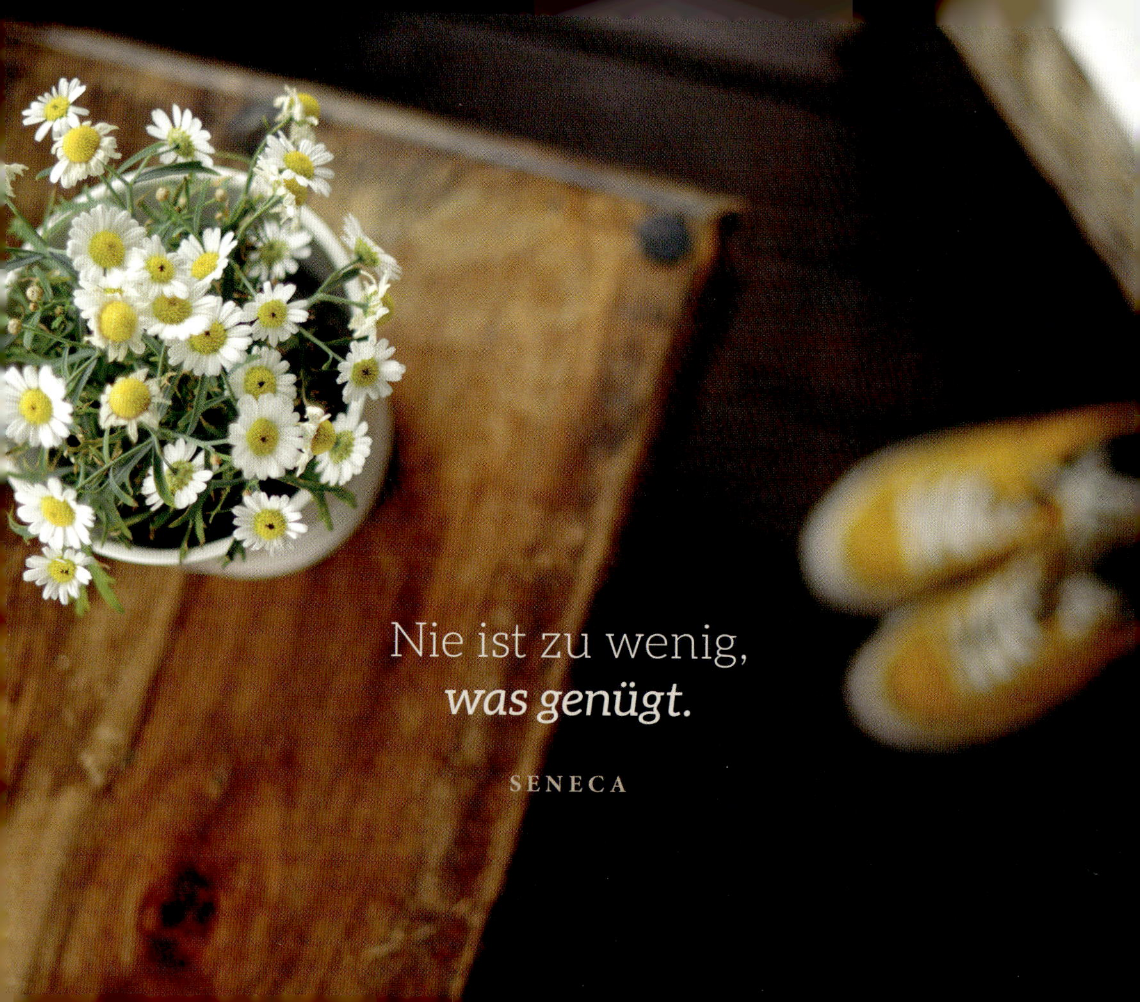

Nie ist zu wenig,
was genügt.

SENECA

Unsere *Verabredung mit dem Leben* findet
im gegenwärtigen Augenblick statt.
Und der Treffpunkt ist genau da,
wo wir uns gerade befinden.

BUDDHA

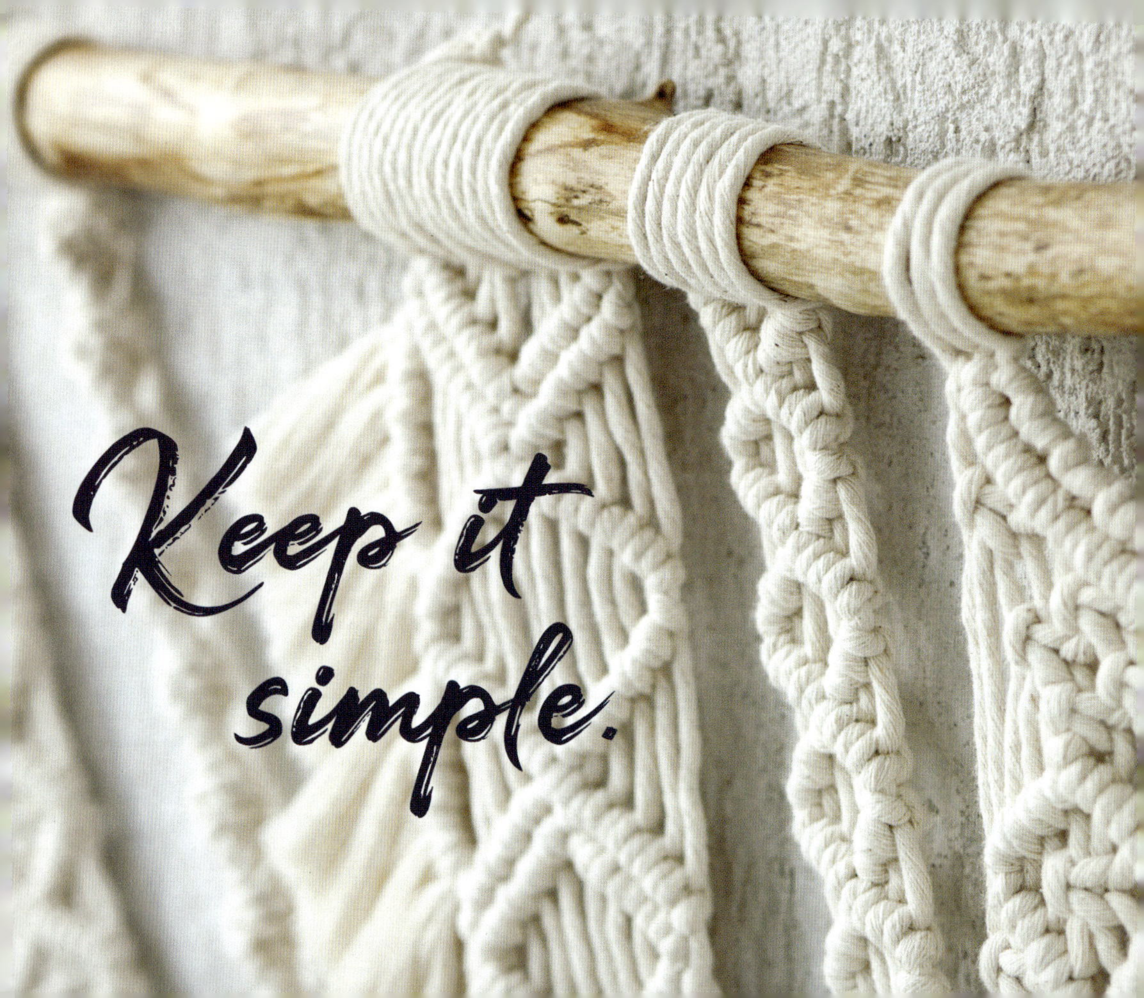
Keep it
simple.

Wie ***zahlreich*** sind doch die Dinge,
derer ich nicht bedarf.

SOKRATES

Ein freundliches Wort kostet nichts,
und dennoch ist es ***das Schönste*** aller Geschenke.

DAPHNE DU MAURIER

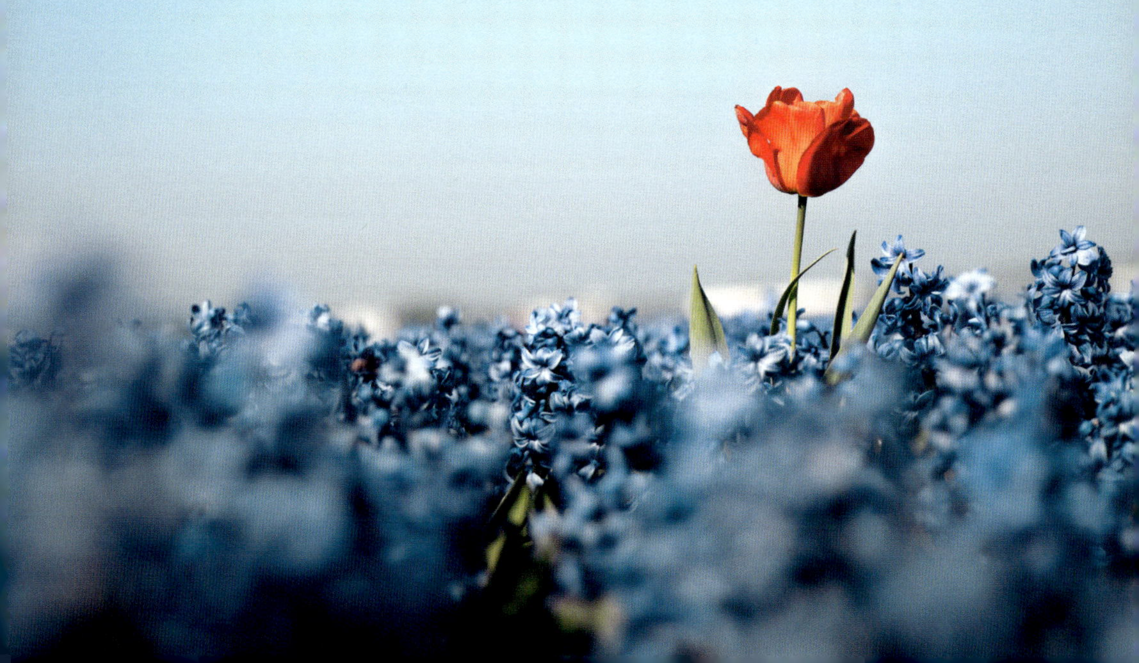

Du wirst nicht glücklicher sein,
wenn du alles besitzt,
was du dir immer erträumt hast.
Glücklich bist du erst dann,
wenn du deinen Reichtum
auch zu schätzen weißt.

UNBEKANNT

Eine Reise von tausend Meilen
beginnt mit dem ersten Schritt.

LAOTSE

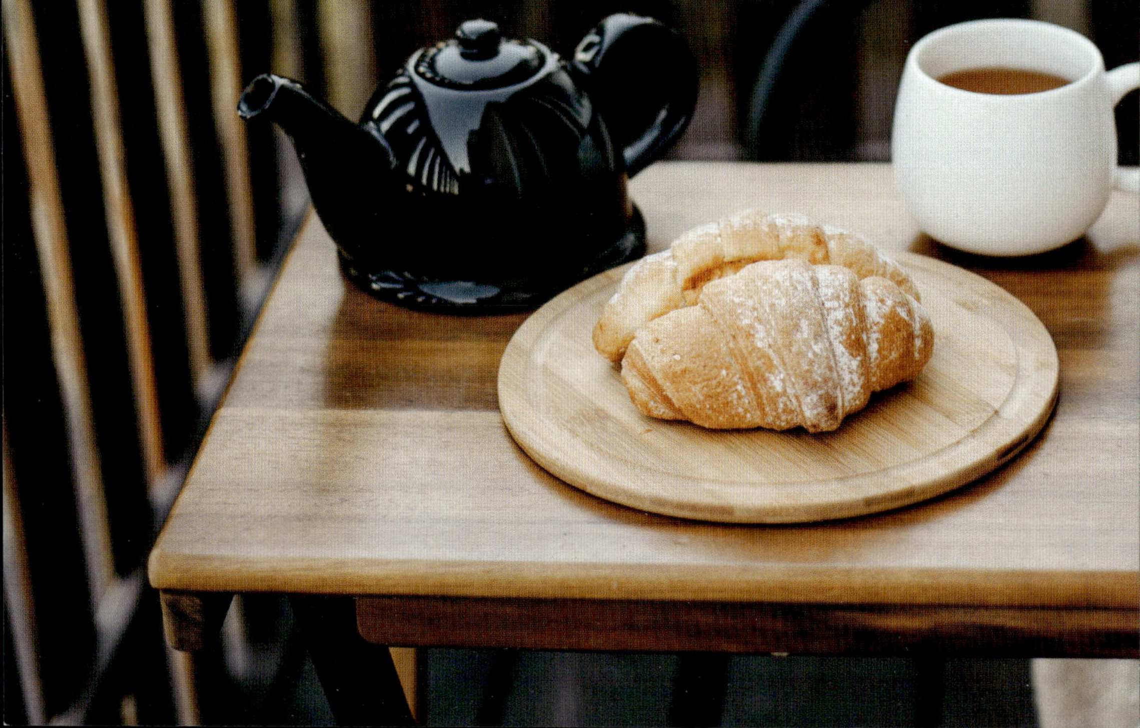

Wenn dir alles zu viel wird:

- ausmisten, ordnen und aufräumen
- Gespräche führen, Listen schreiben und Prioritäten setzen
- ***Nein*** sagen zu Zeitfressern und ***Ja*** zu dir selbst

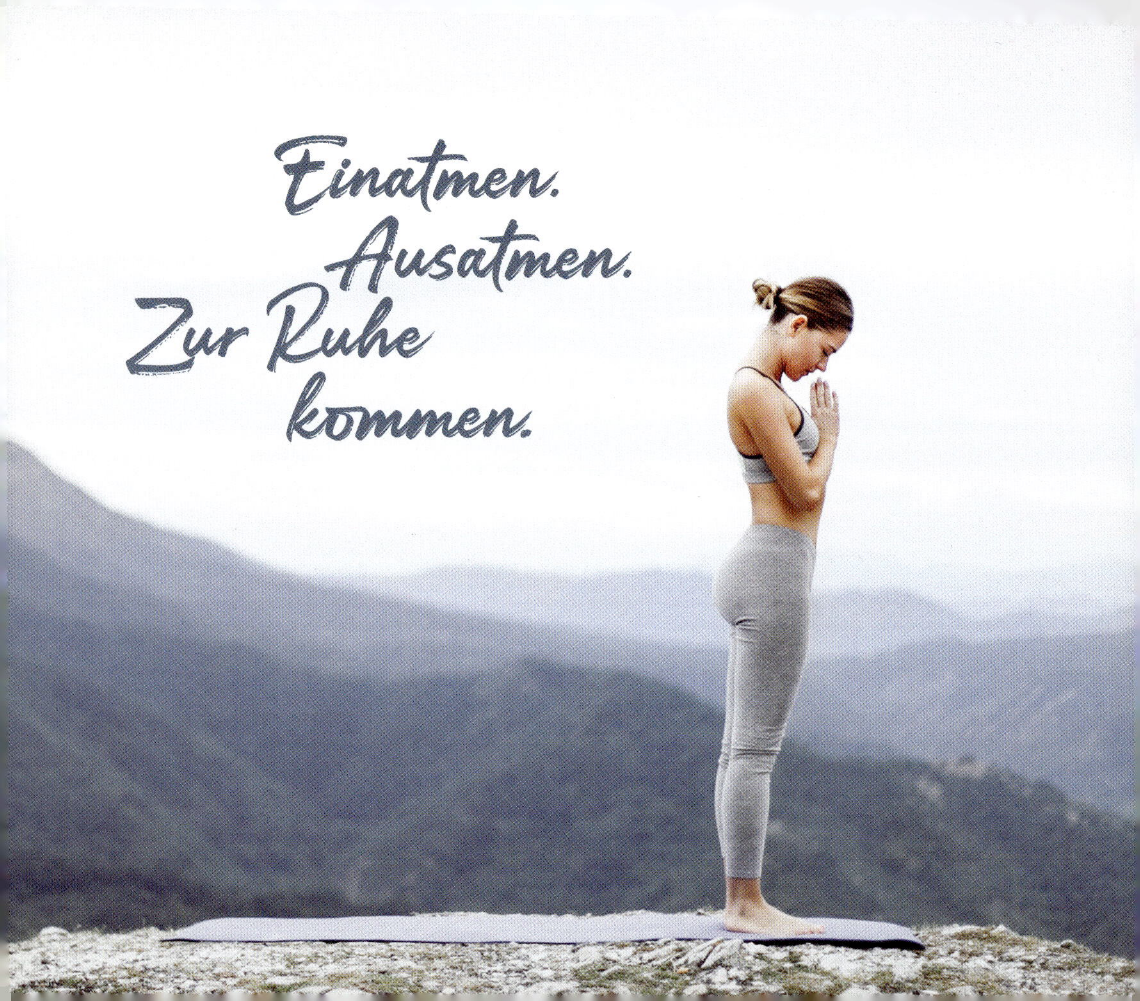
Einatmen.
Ausatmen.
Zur Ruhe
kommen.

Und je *freier* man atmet,
je *mehr* lebt man.

THEODOR FONTANE

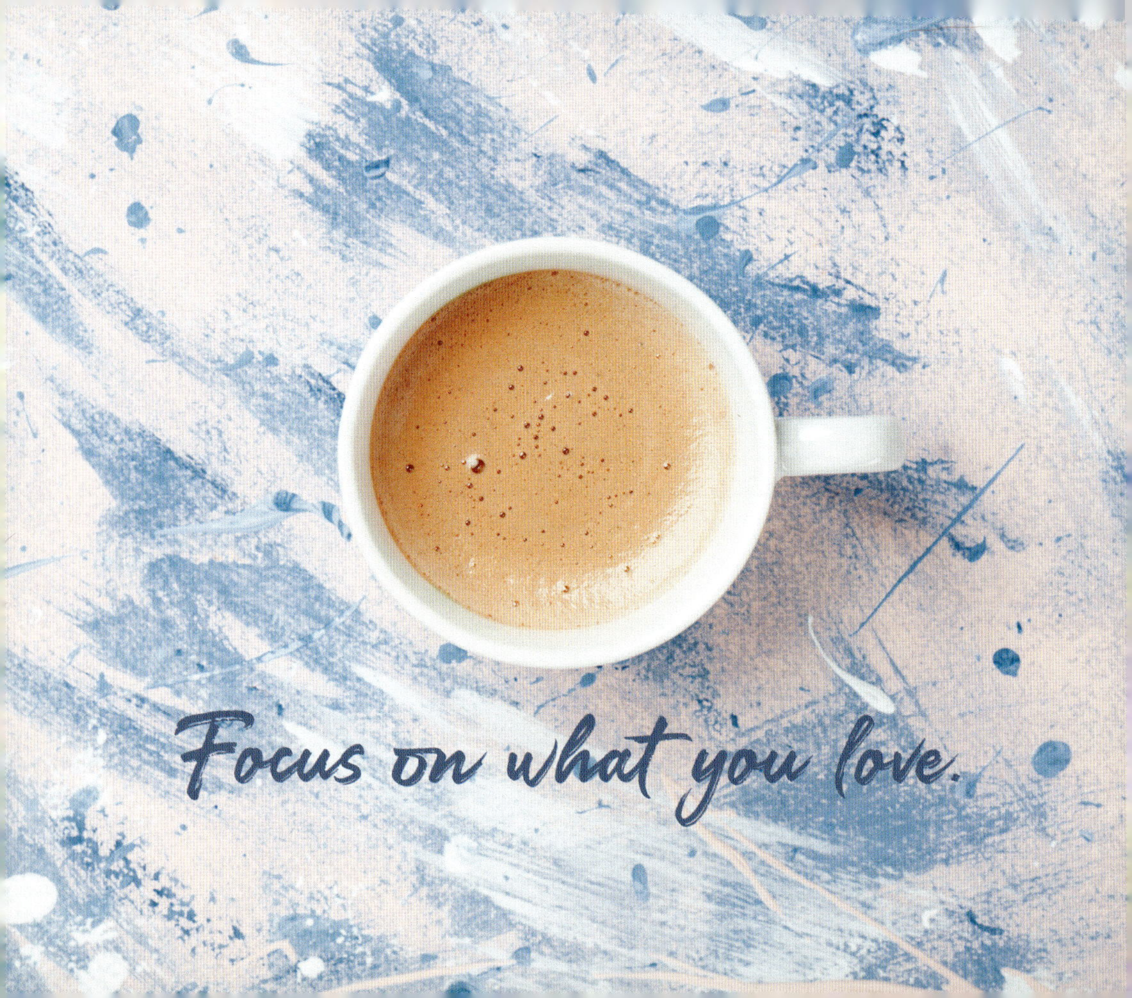
Focus on what you love.

Dein Wert liegt darin, ***wer du bist***,
nicht was du besitzt.

THOMAS ALVA EDISON

Alles, was du brauchst,
trägst du bereits in dir.

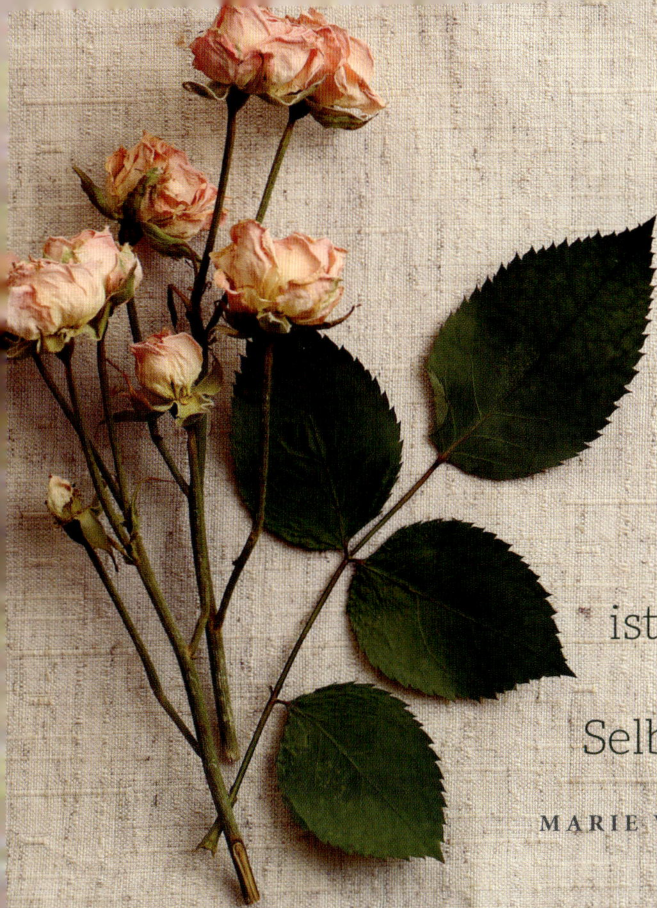

Gelassenheit
ist eine anmutige
Form des
Selbstbewusstseins.

MARIE VON EBNER-ESCHENBACH

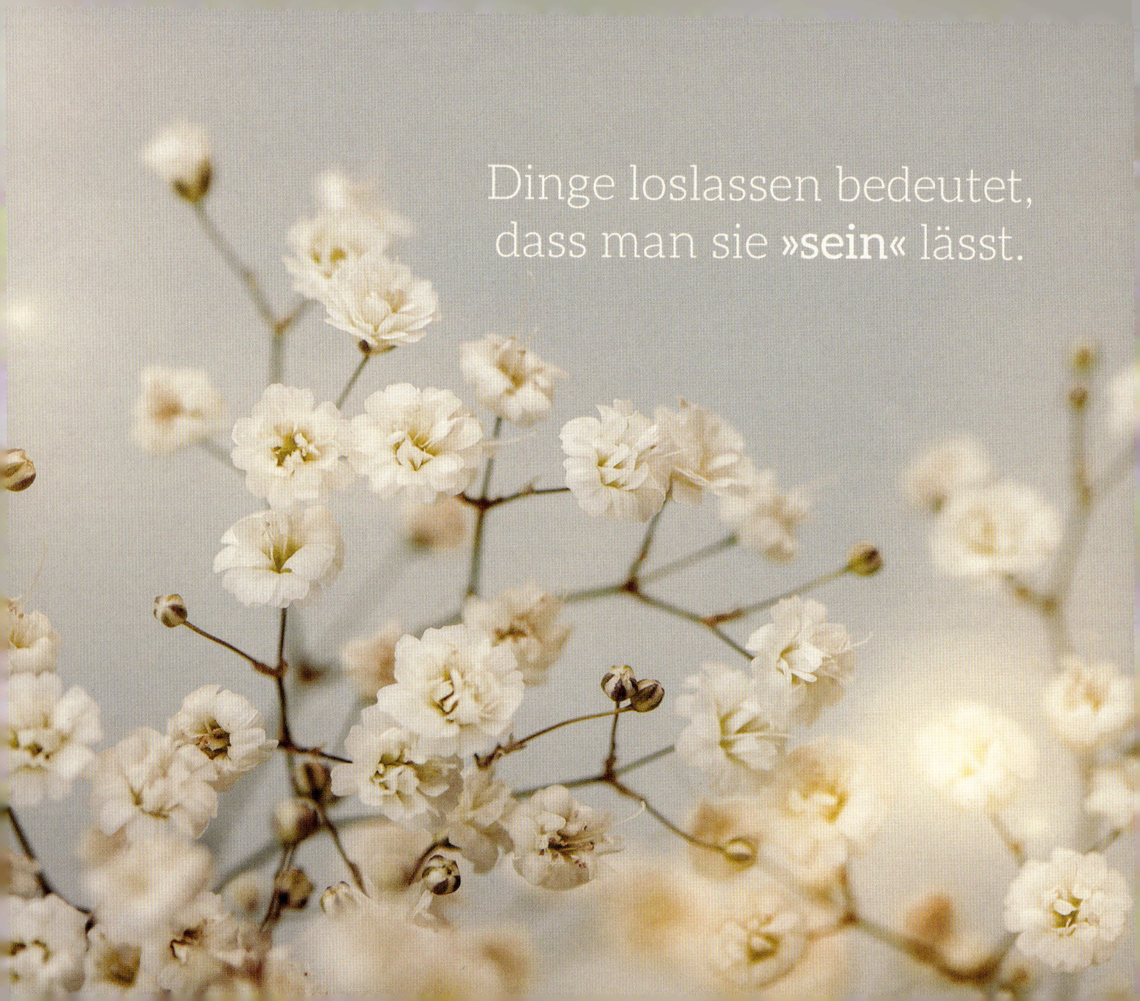
Dinge loslassen bedeutet,
dass man sie »**sein**« lässt.

Tagträume erhalten
unser seelisches Gleichgewicht.

ELISABETH MARIA MAURER

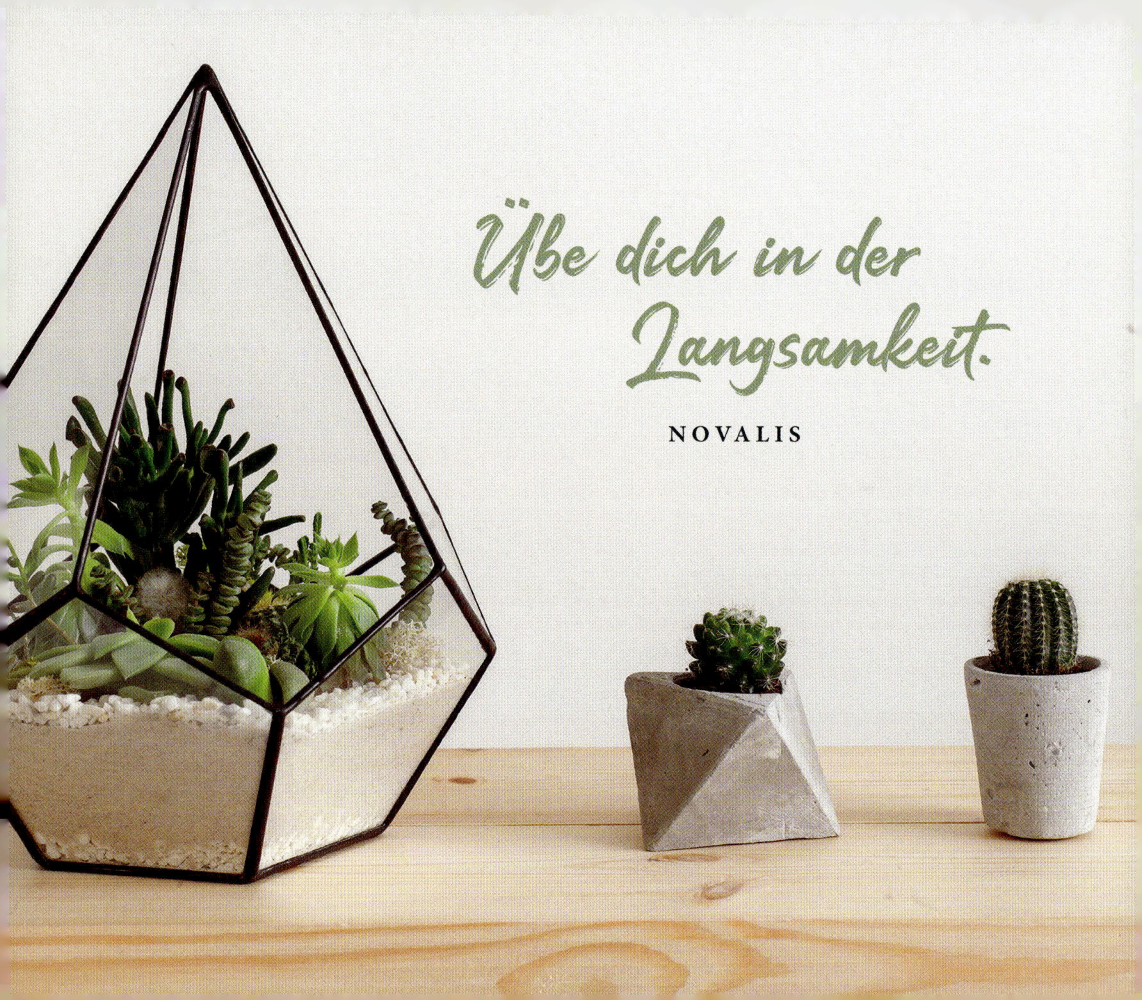

Übe dich in der Langsamkeit.

NOVALIS

Dankbarkeit kostet nichts
und gibt dir ein Gefühl
von unendlichem Reichtum.
Für was bist du heute dankbar?

Denn das ist eben die Eigenschaft
der wahren Aufmerksamkeit,
dass sie im Augenblick das Nichts
zu allem macht.

JOHANN WOLFGANG VON GOETHE

Es ist gut,
etwas Langsames zu tun,
bevor man im Leben
eine ***wichtige Entscheidung*** trifft.

PAULO COELHO

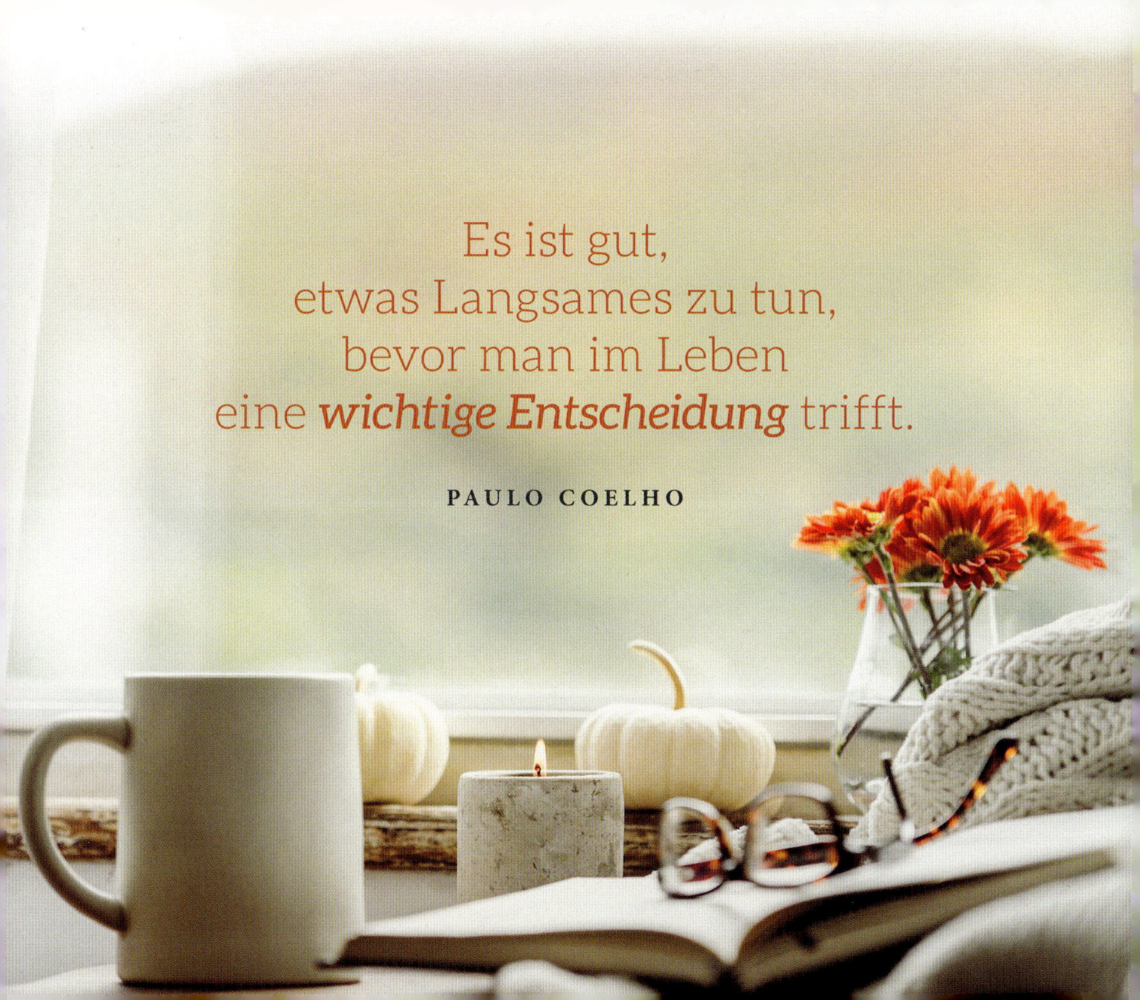

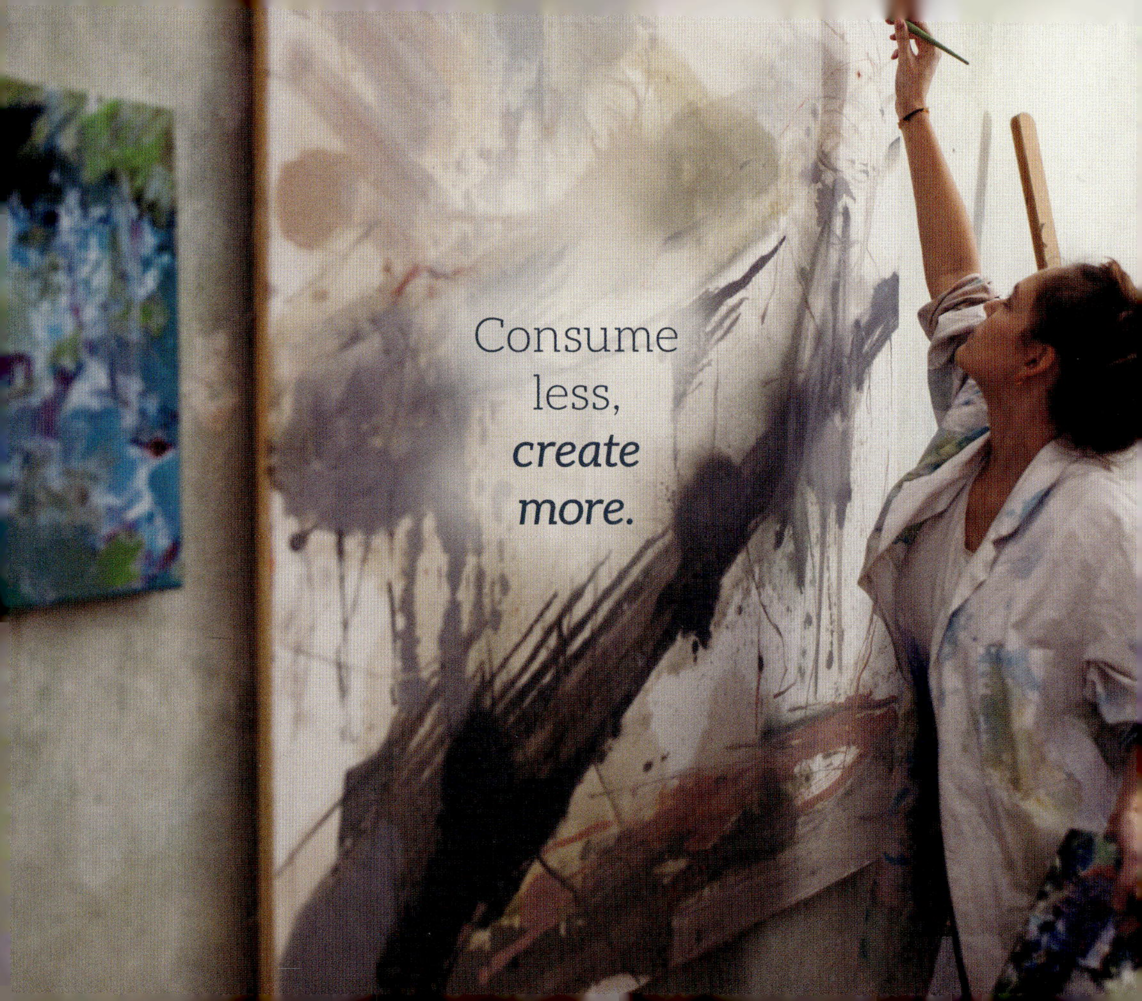

Consume less,
create more.

Habe nichts in deinem Haus,
von dem du nicht glaubst,
dass es ***nützlich*** oder ***schön*** ist.

WILLIAM MORRIS

Je stiller du wirst,
desto ***mehr*** wirst du hören.

RUMI

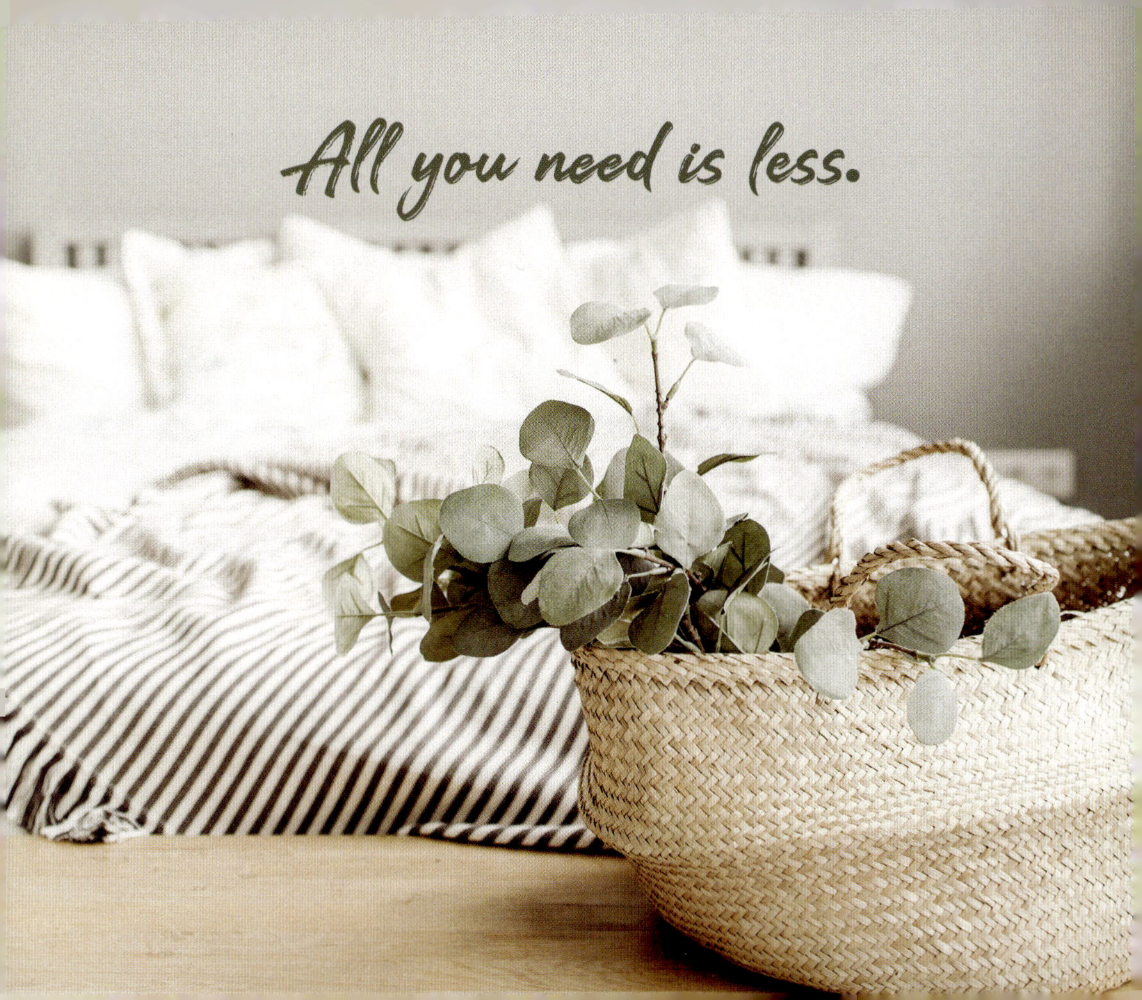
All you need is less.

Lass das, was kommt, ***kommen,***
lass das, was geht, ***gehen.***

ISAAC SHAPIRO

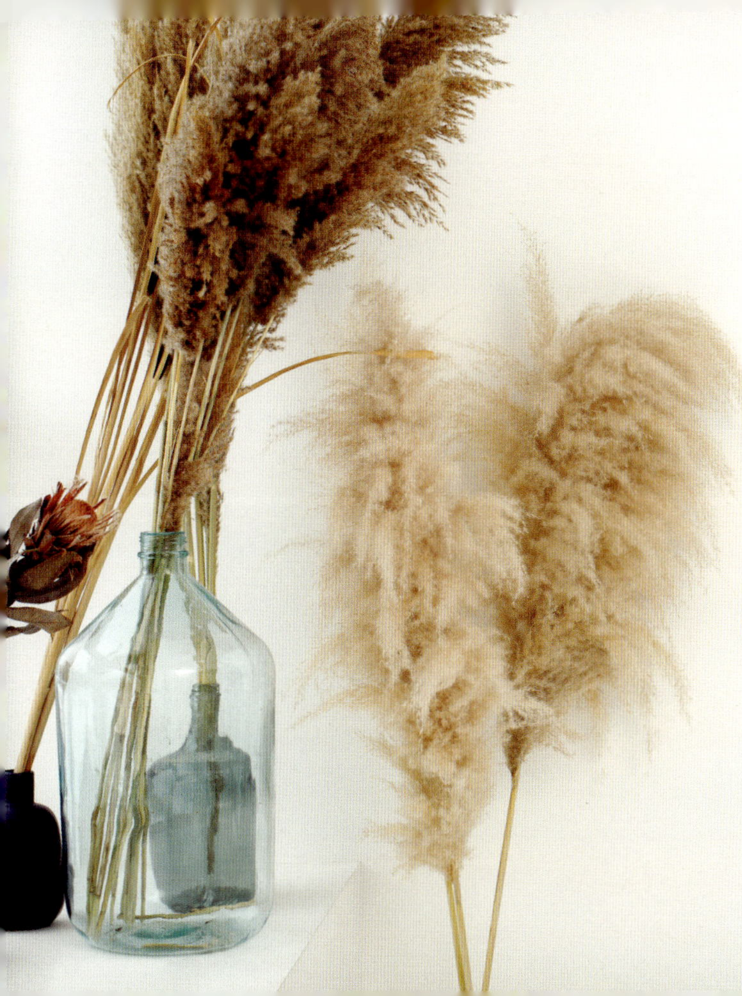

Wir sehen
die Dinge nicht,
wie ***sie*** sind,
wir sehen sie,
wie ***wir*** sind.

ANAÏS NIN

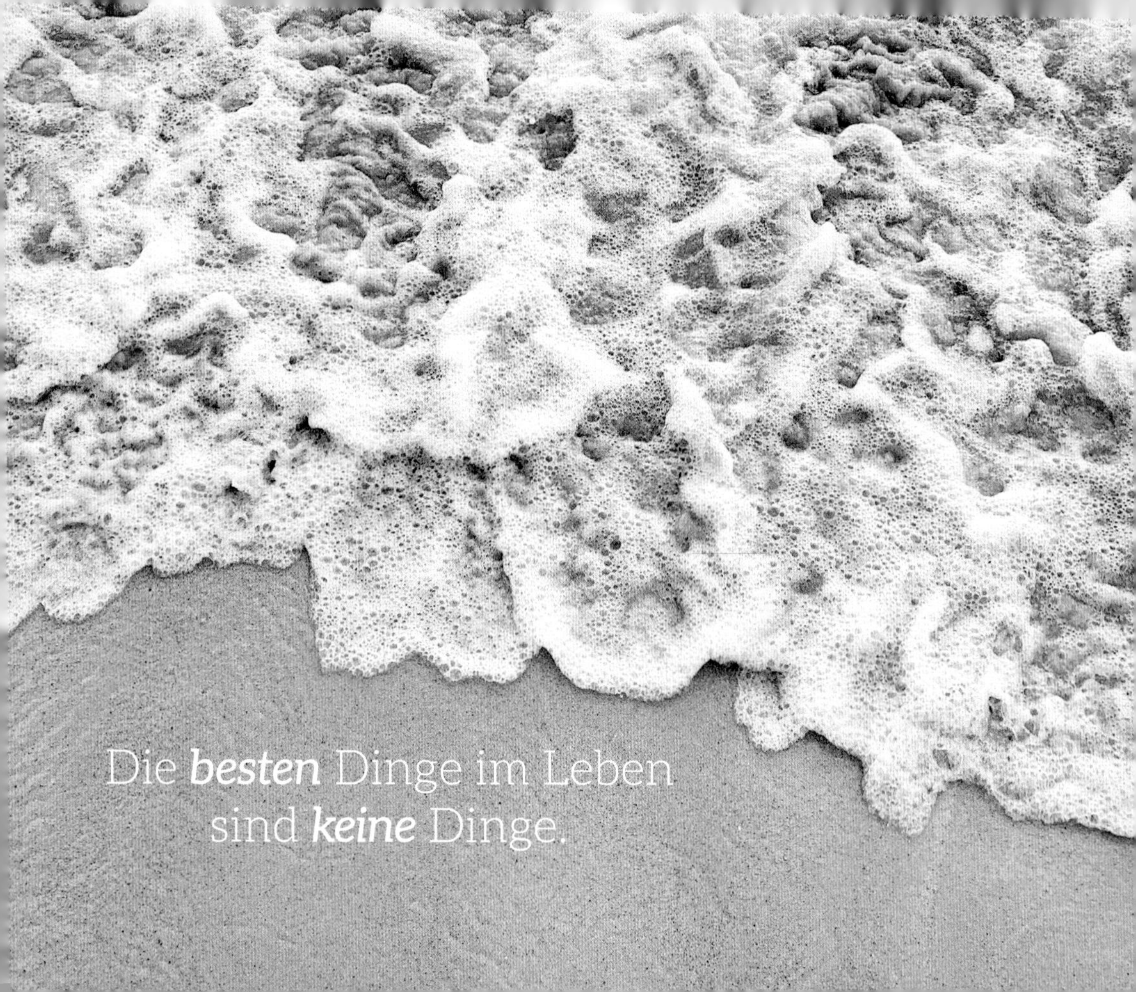
Die **besten** Dinge im Leben
sind **keine** Dinge.

Menschliches Glück
stammt nicht so sehr aus den seltenen,
großen Glücksfällen als vielmehr
aus kleinen glücklichen Umständen,
die jeden Tag vorkommen.

BENJAMIN FRANKLIN

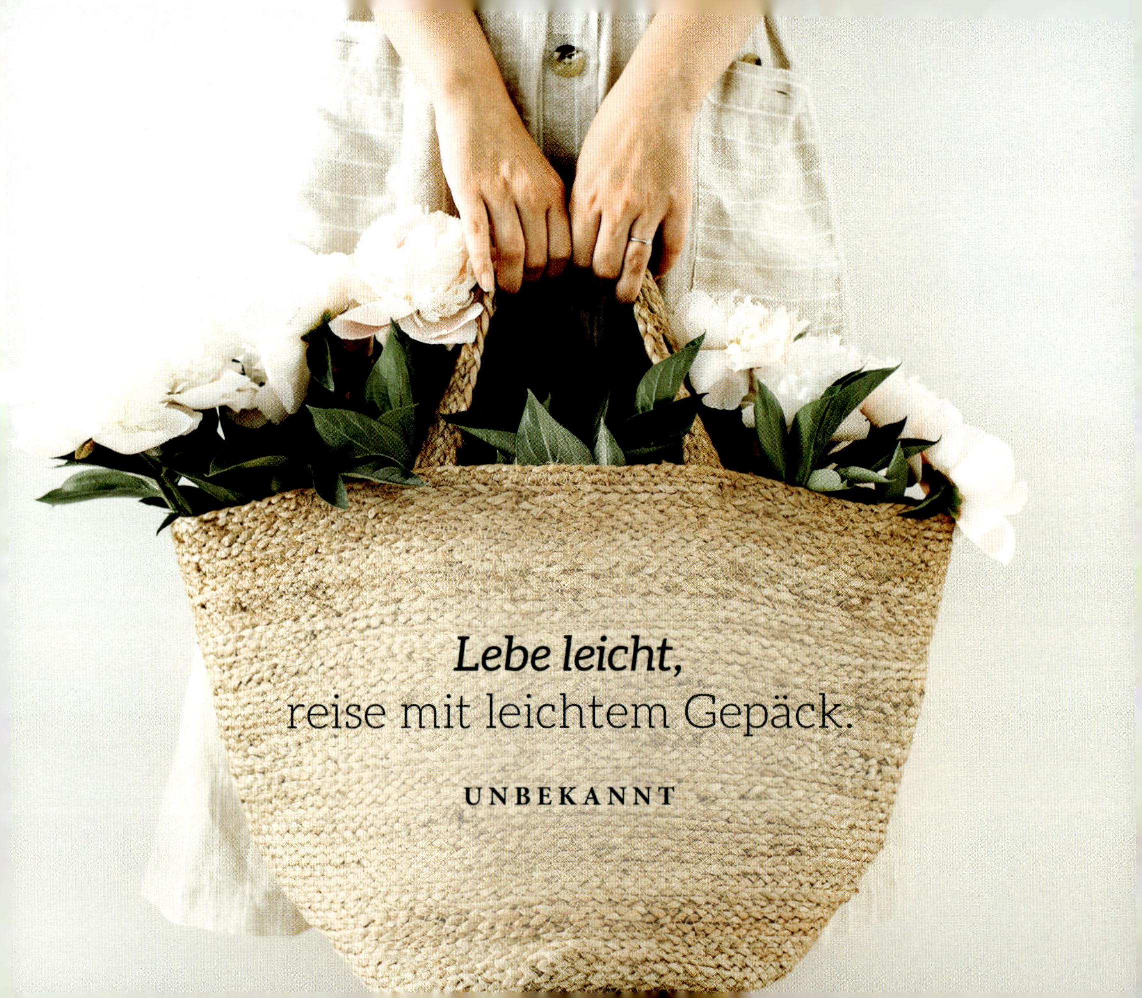

Lebe leicht,
reise mit leichtem Gepäck.

UNBEKANNT

Vergiss nicht,
dich heute über den Sternenhimmel
zu freuen.

Ein voller Terminkalender
ist noch lange kein ***erfülltes Leben.***

KURT TUCHOLSKY

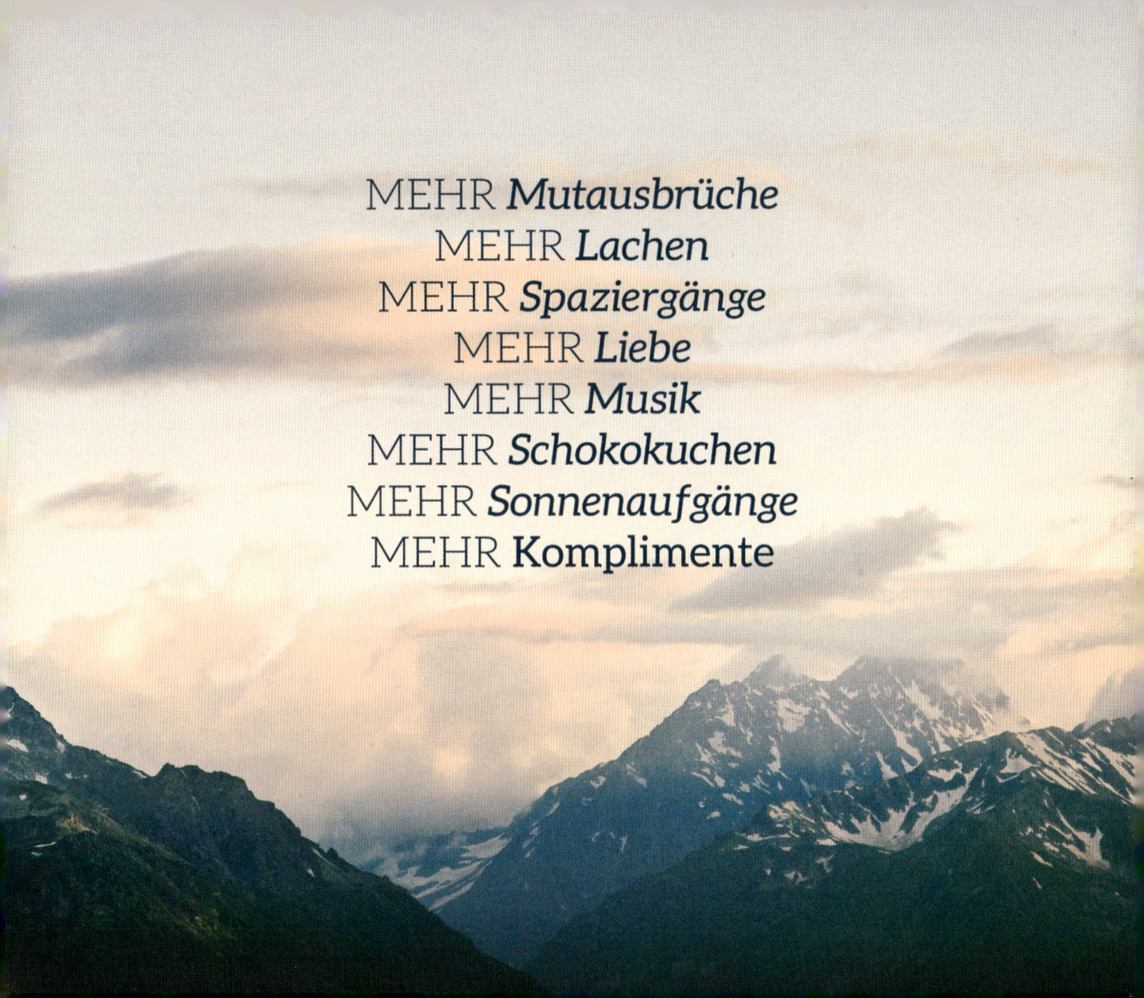
MEHR *Mutausbrüche*
MEHR *Lachen*
MEHR *Spaziergänge*
MEHR *Liebe*
MEHR *Musik*
MEHR *Schokokuchen*
MEHR *Sonnenaufgänge*
MEHR Komplimente

Lebenskunst
ist die Kunst des
richtigen Weglassens.

COCO CHANEL

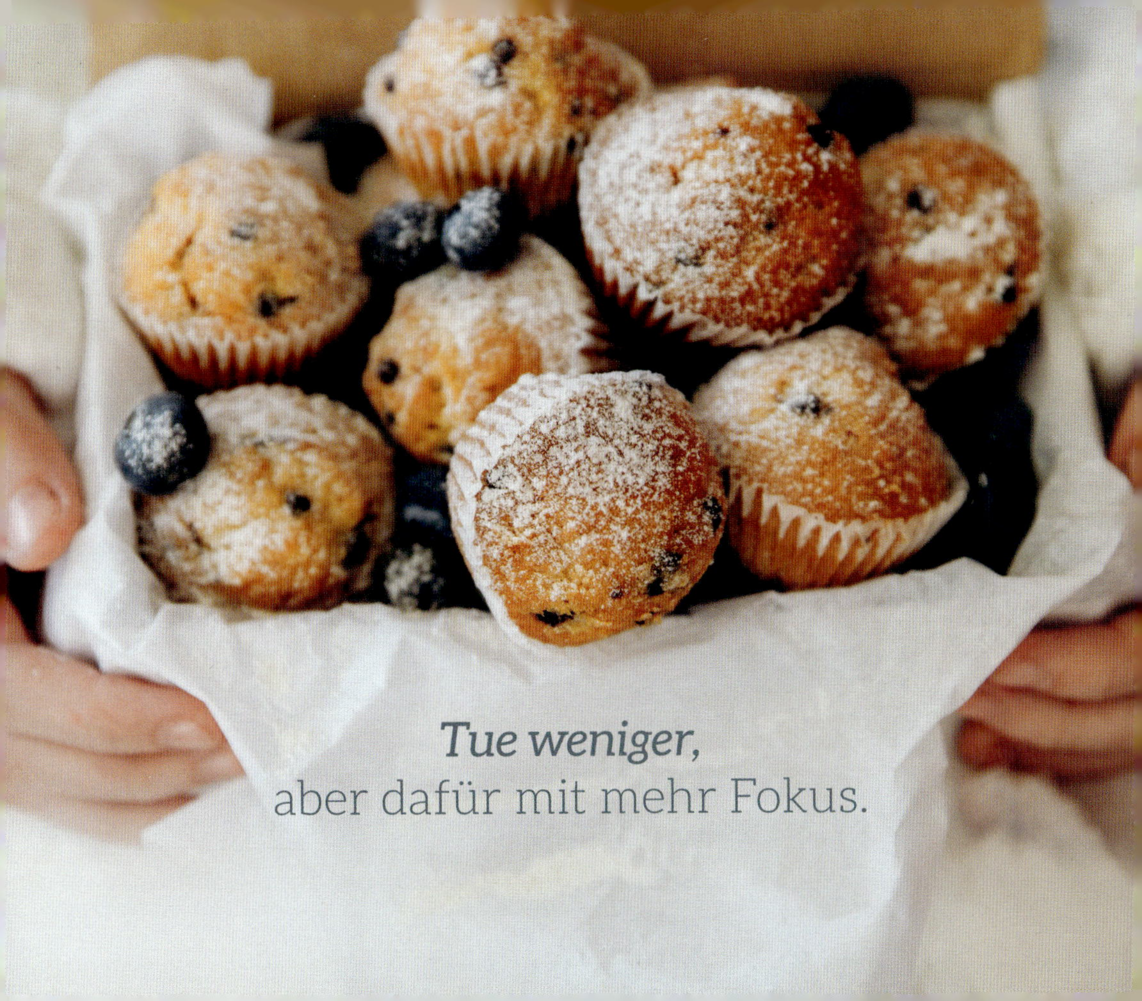
Tue weniger,
aber dafür mit mehr Fokus.

Je länger man lebt, desto deutlicher sieht man, dass die einfachen Dinge die ***wahrhaft größten*** sind.

ROMANO GUARDINI

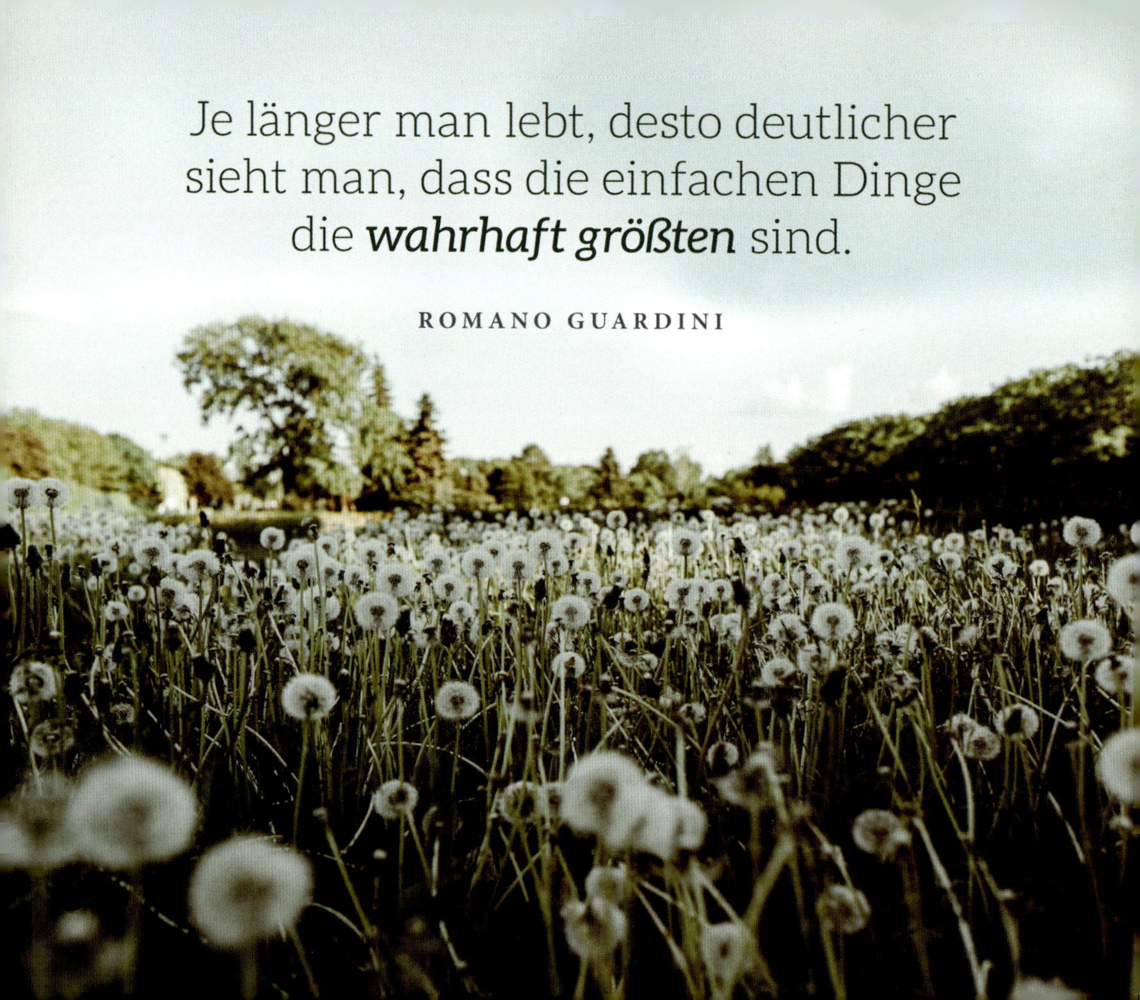

Unser Innerstes ist wertvoller
als alle Titel und Würden.

KAISERIN ELISABETH VON ÖSTERREICH

Der Traum belehrt uns
auf eine merkwürdige Weise
von der ***Leichtigkeit***
unserer Seele.

NOVALIS

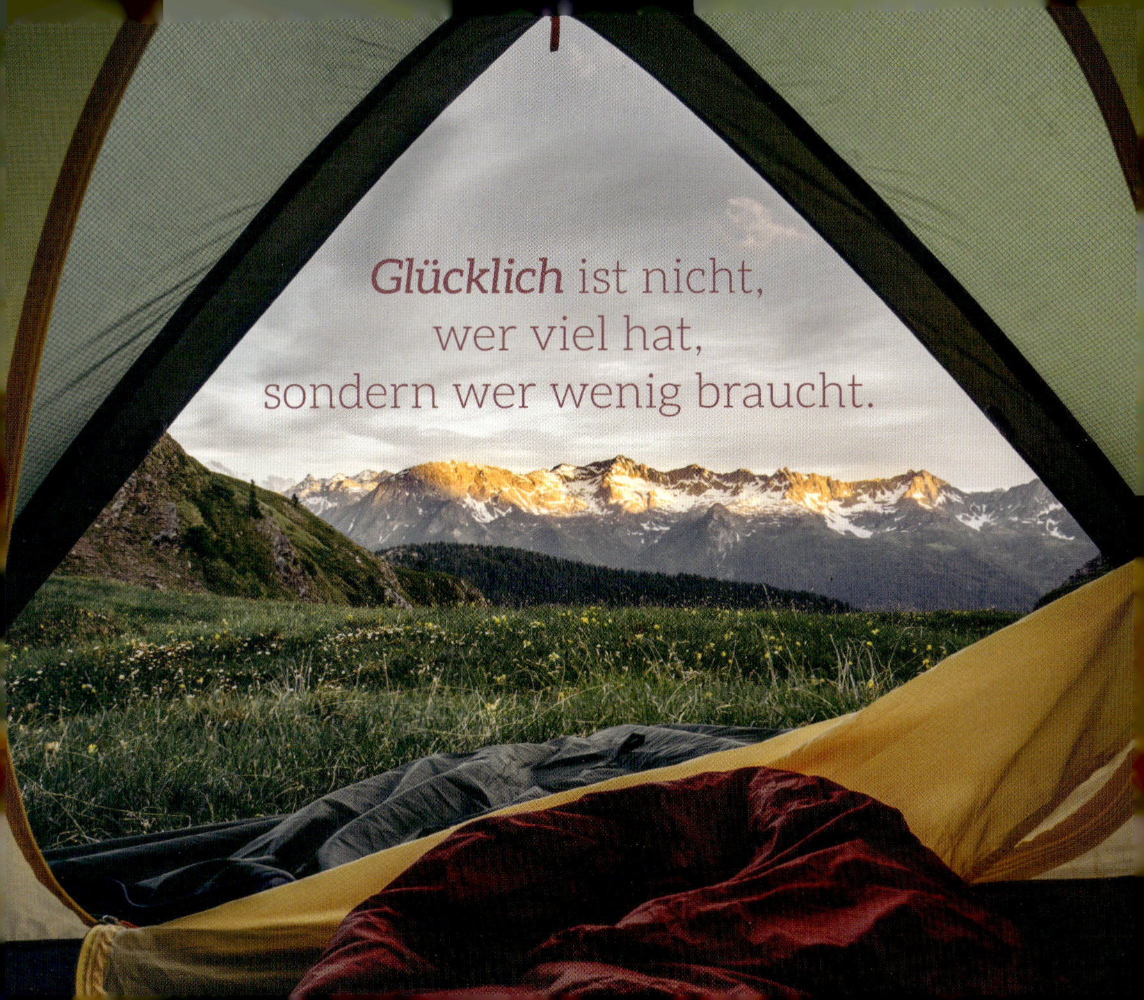
Glücklich ist nicht,
wer viel hat,
sondern wer wenig braucht.

Nimm alles leicht!
Das Träumen lass und Grübeln!

LUDWIG UHLAND

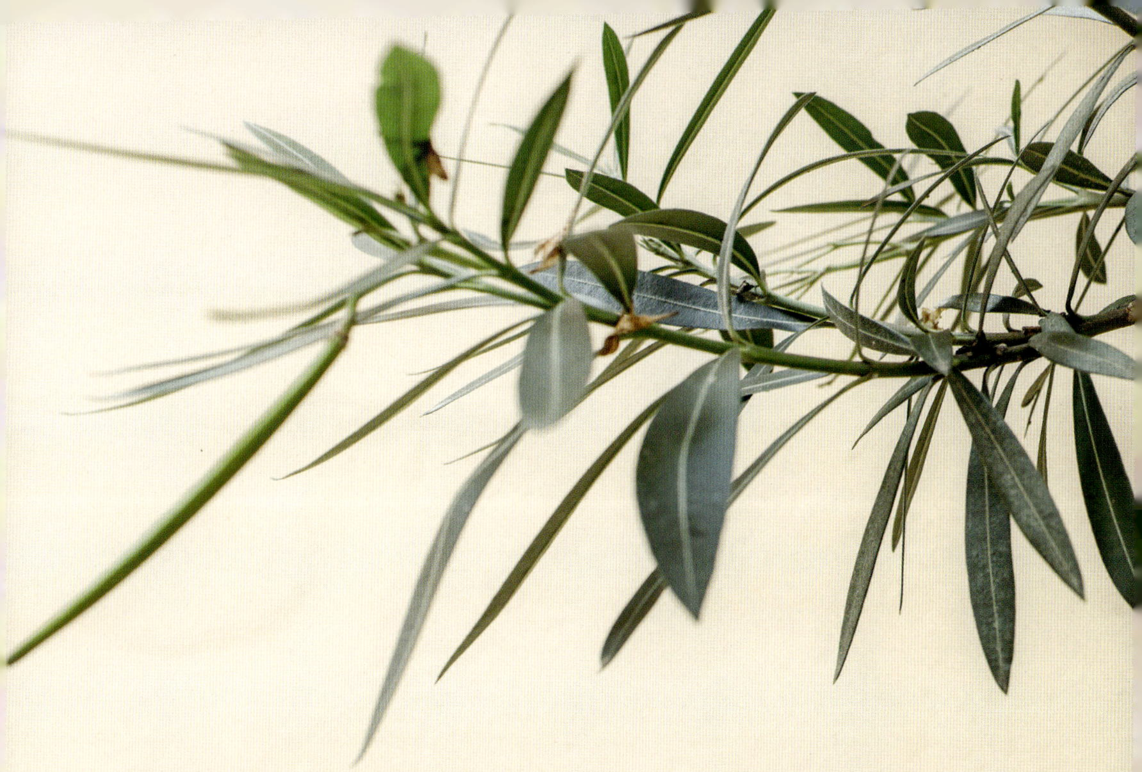

Reich ist, wer weiß, dass er genug hat.

LAOTSE

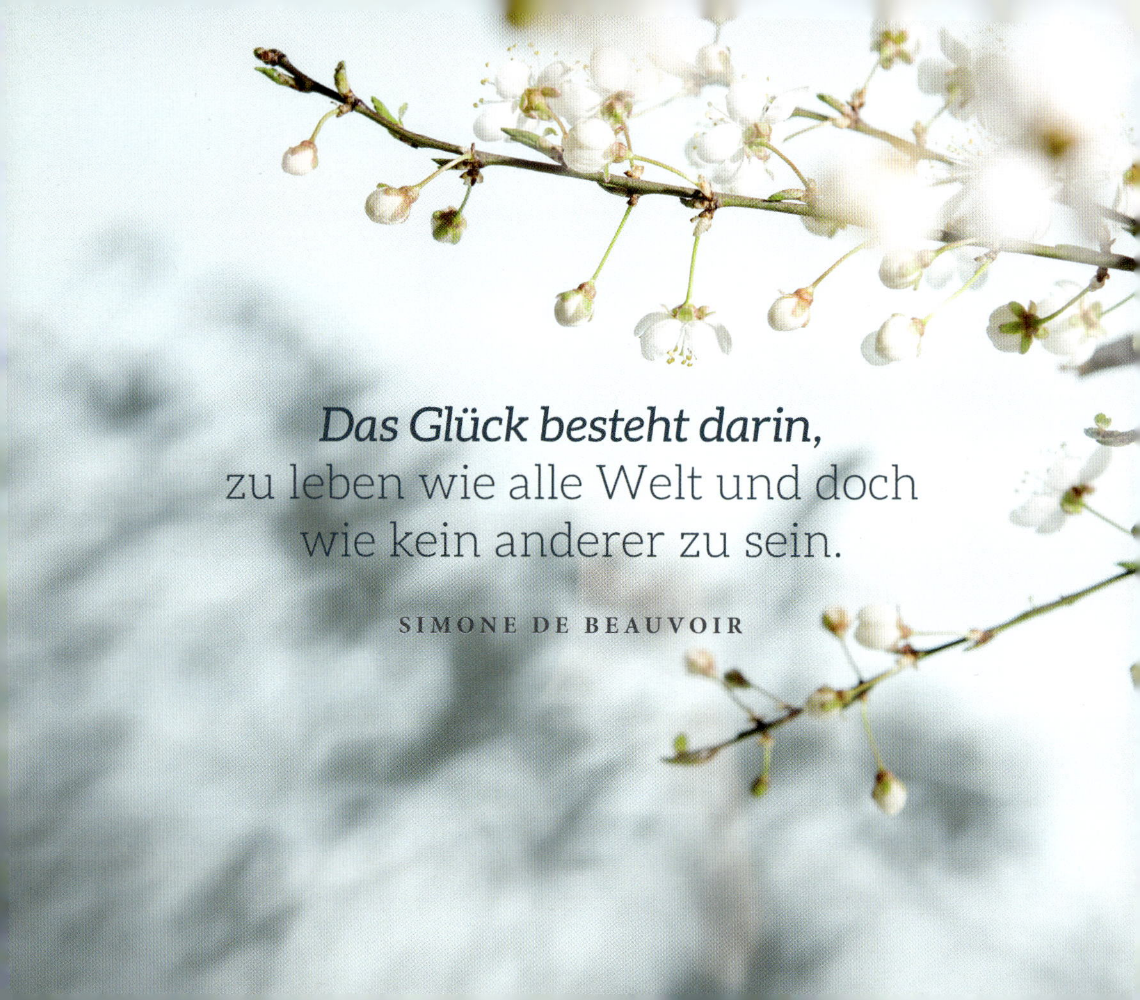

Das Glück besteht darin,
zu leben wie alle Welt und doch
wie kein anderer zu sein.

SIMONE DE BEAUVOIR

Was dich nicht glücklich macht,
kann weg.

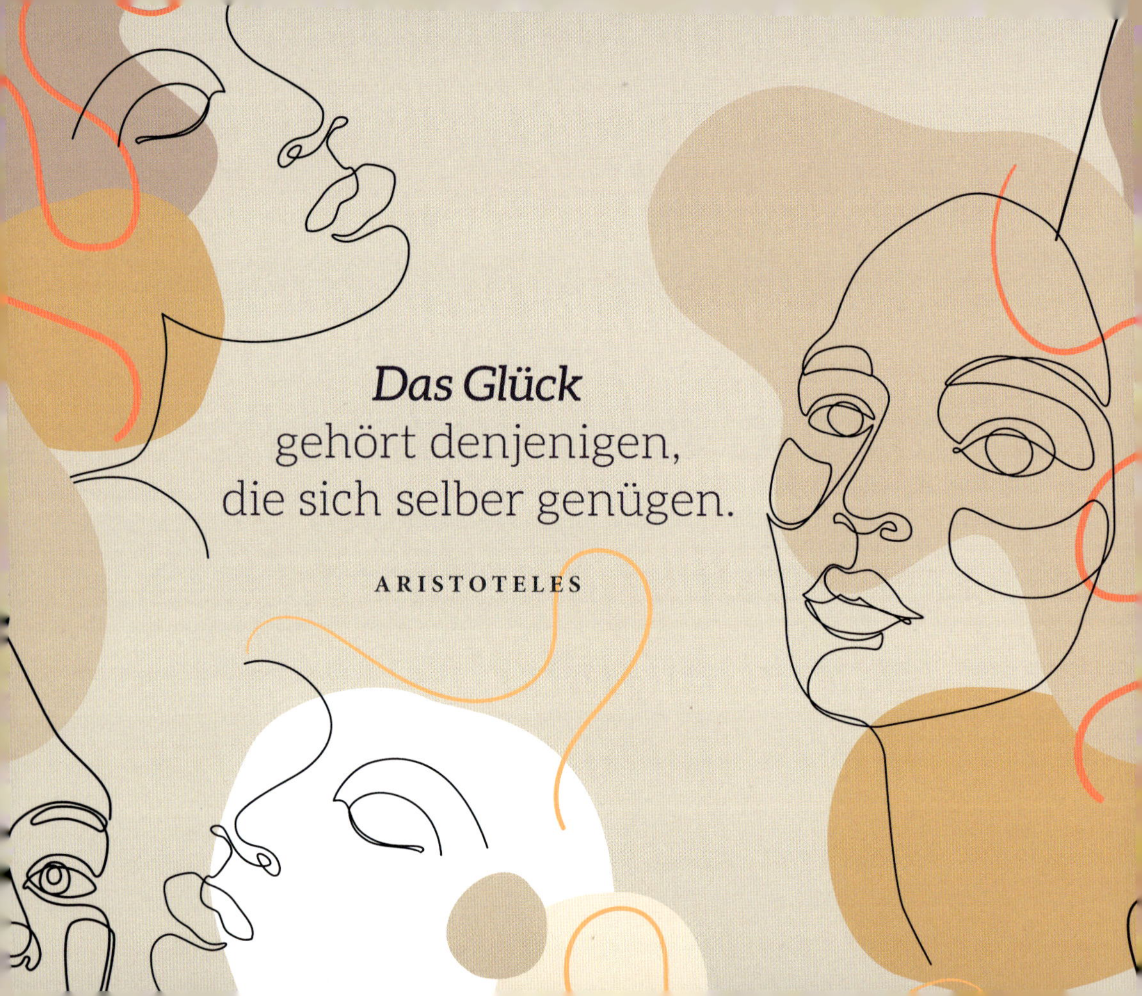

Das Glück
gehört denjenigen,
die sich selber genügen.

ARISTOTELES

Erkenne deinen eigenen Wert.

Sage dir öfter: »Ich bin mir selbst genug.«

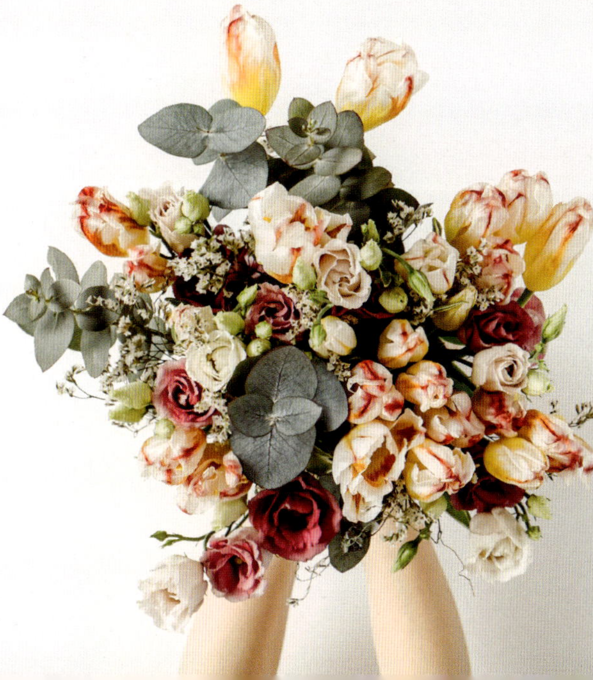

Wenn etwas nicht mehr
in deiner ***Hand*** liegt,
sollte es auch nicht mehr
in deinem ***Kopf*** sein.

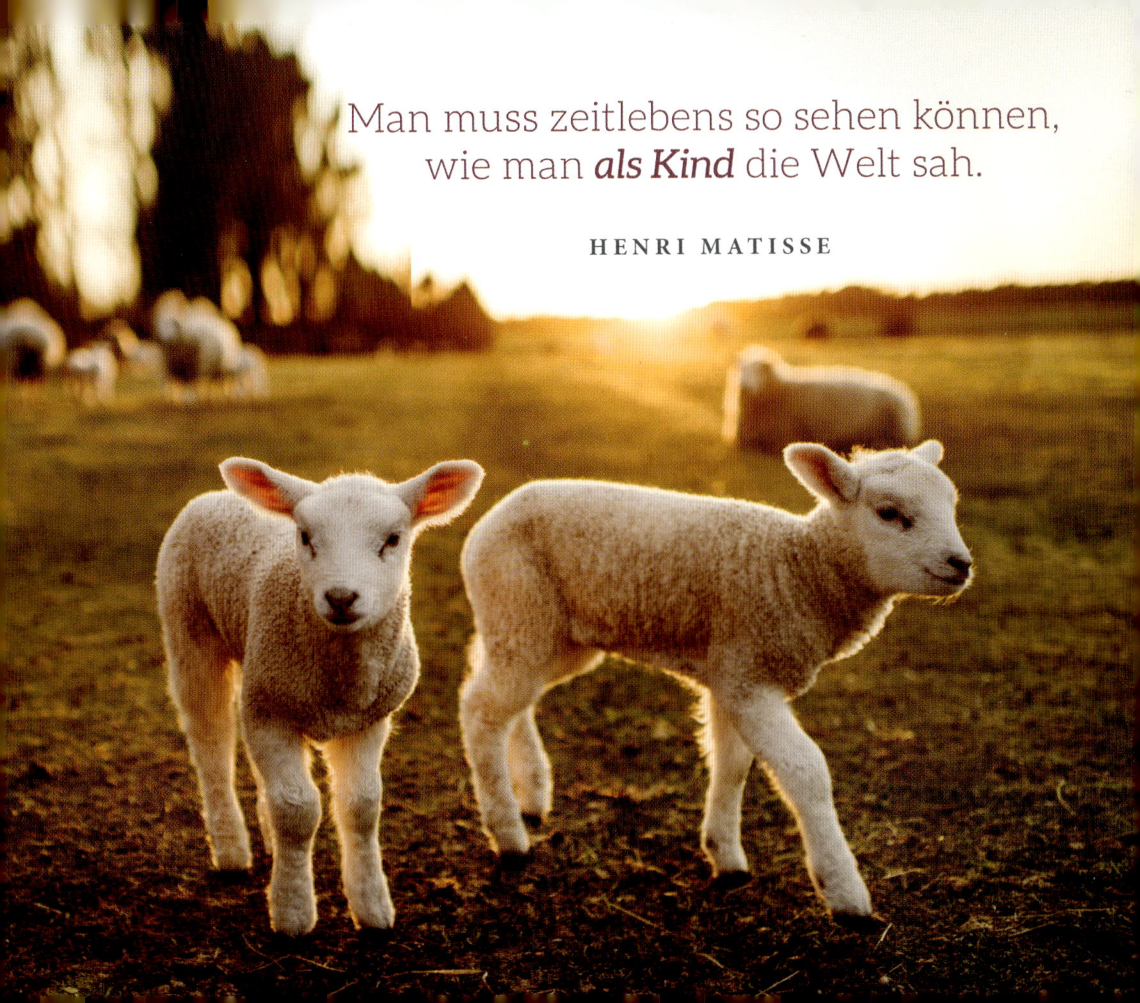
Man muss zeitlebens so sehen können,
wie man ***als Kind*** die Welt sah.
HENRI MATISSE

Simplify.

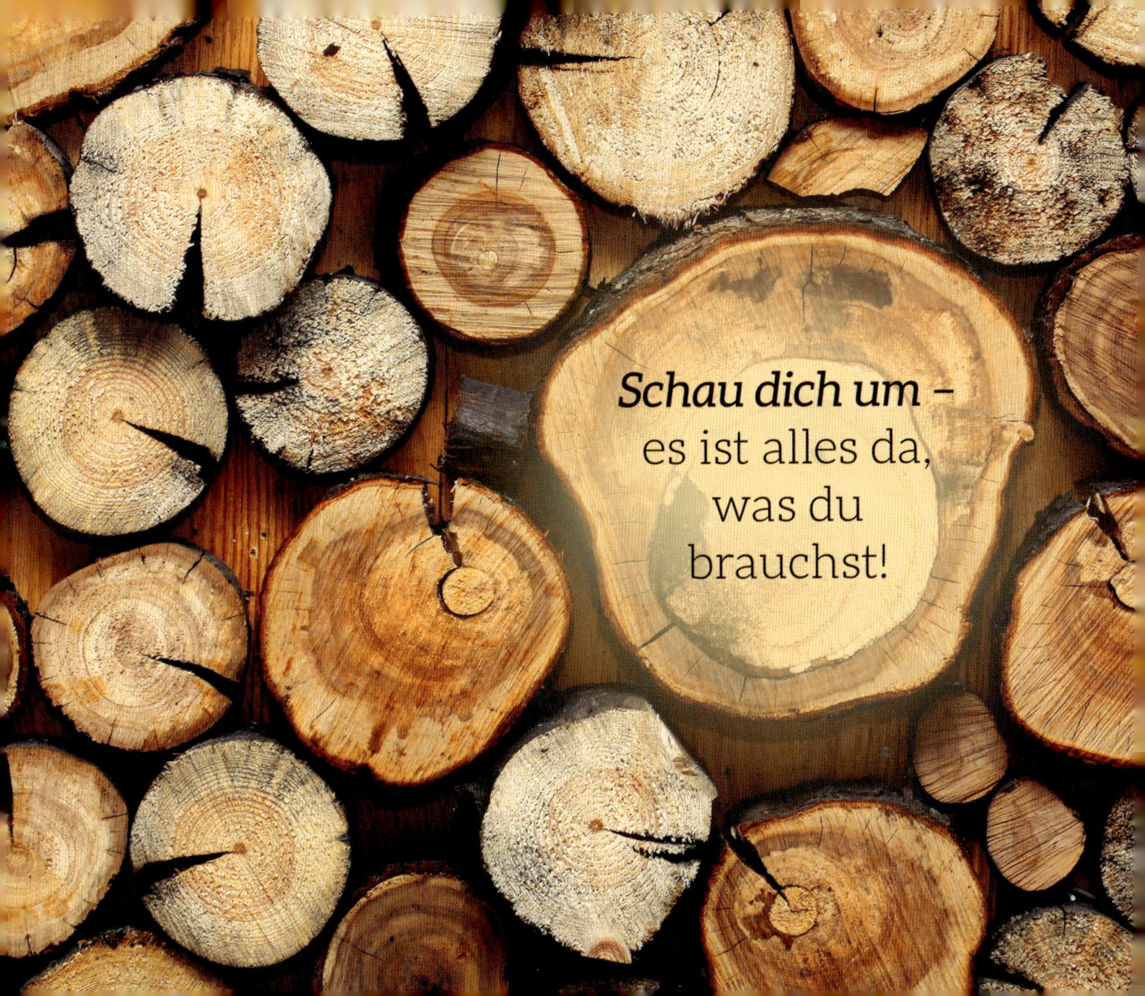
Schau dich um –
es ist alles da,
was du
brauchst!

Die Freiheit wird einem nicht gegeben,
man muss sie sich nehmen.

MERET OPPENHEIM

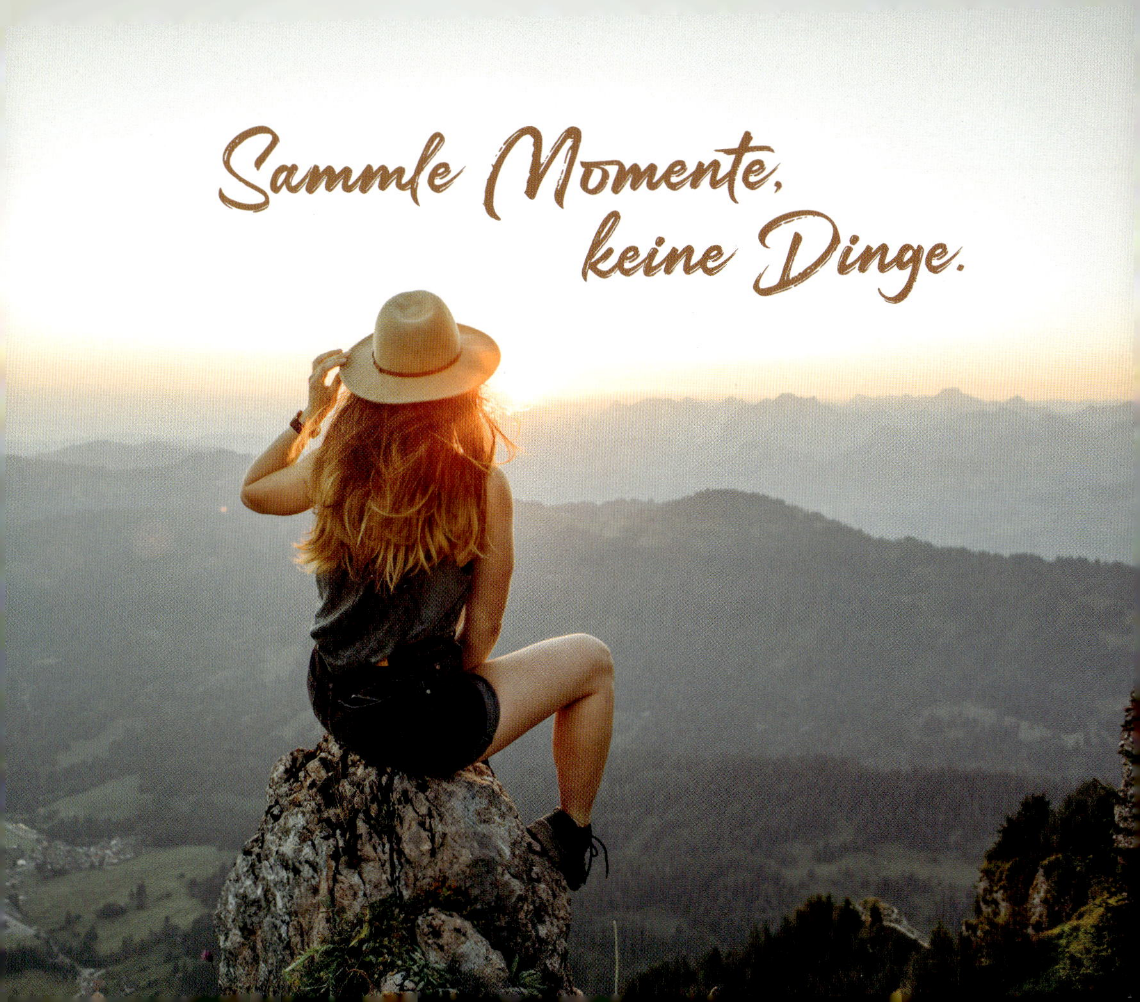
Sammle Momente,
keine Dinge.

Das Glück ist ein Mosaikbild,
das aus lauter unscheinbaren
kleinen Freuden
zusammengesetzt ist.

DANIEL SPITZER

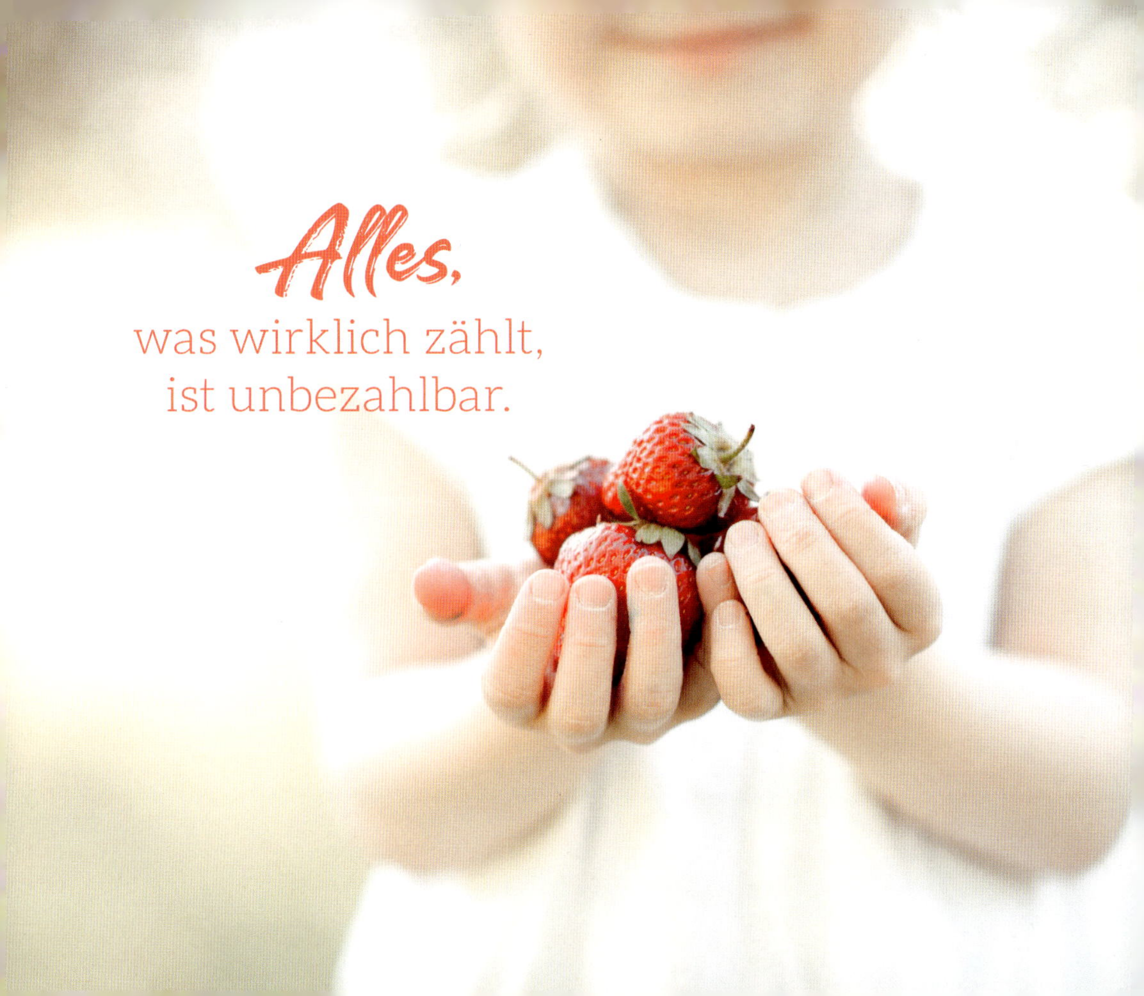
Alles,
was wirklich zählt,
ist unbezahlbar.

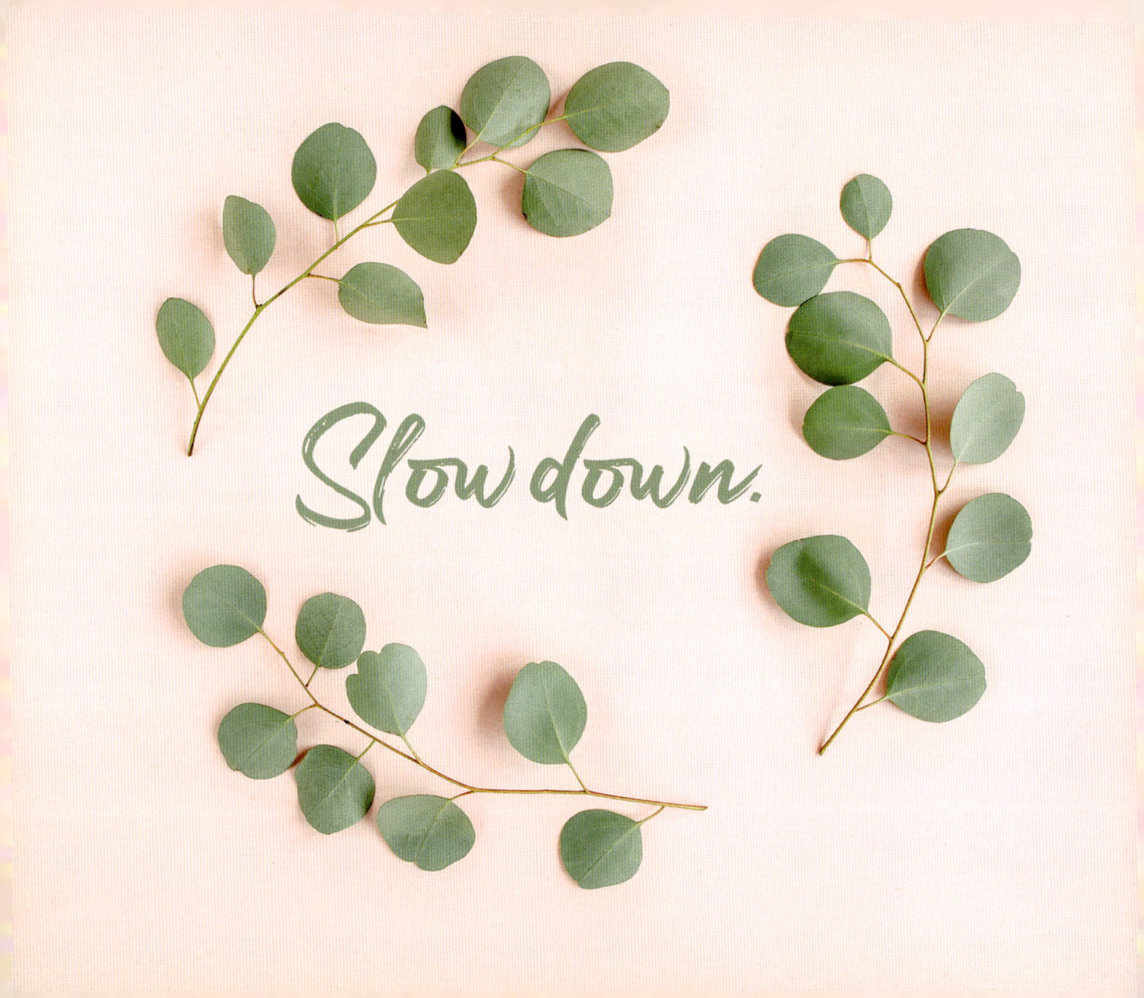
Slow down.

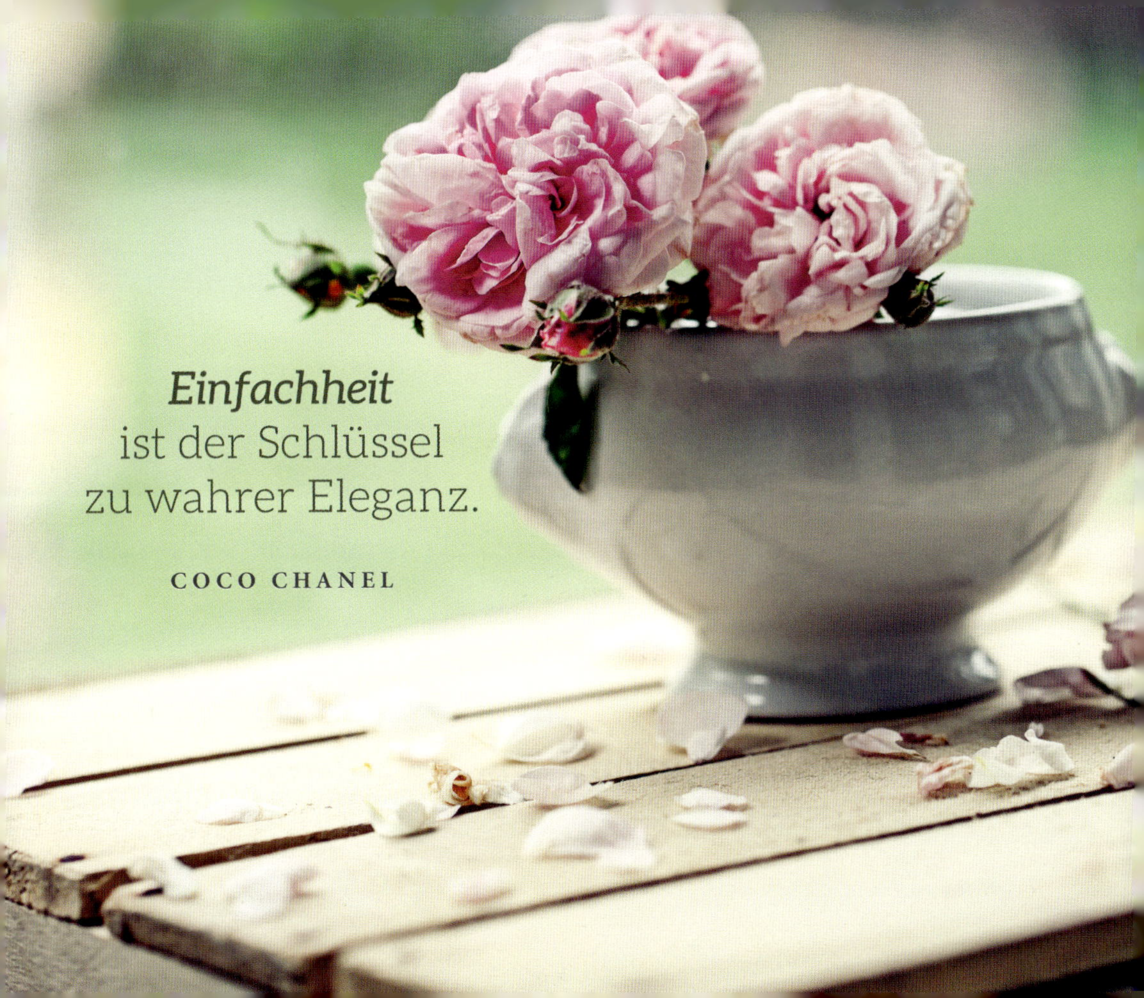
Einfachheit
ist der Schlüssel
zu wahrer Eleganz.
COCO CHANEL

Viele Menschen versäumen ***das kleine Glück,***
während sie auf das große vergebens warten.

PEARL S. BUCK

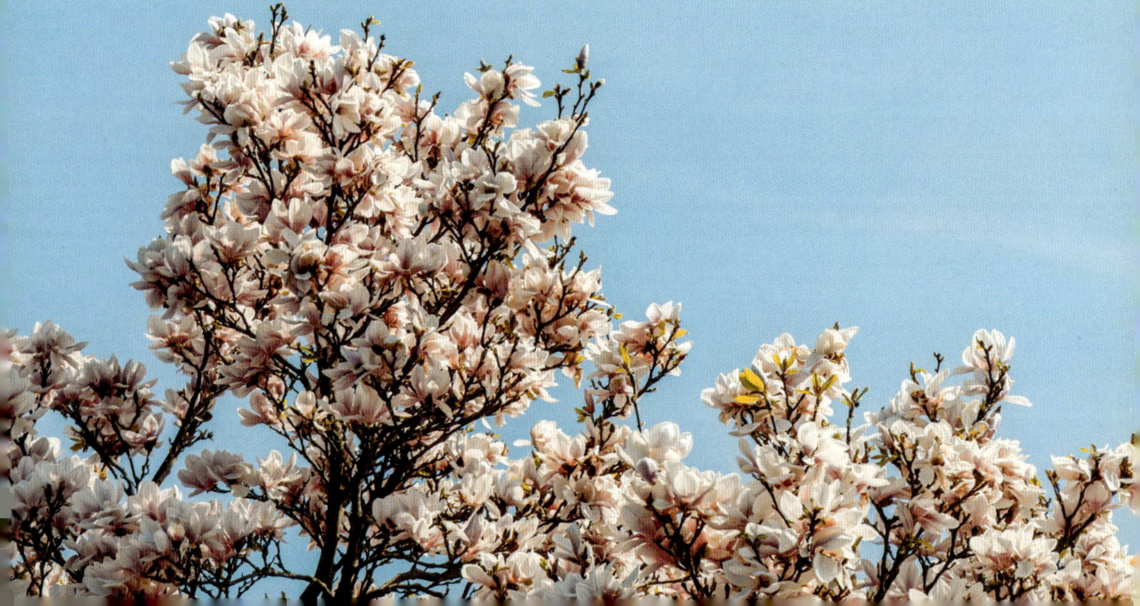

Ein Lächeln versteht man
in jeder Sprache.

Suche das große Glück
nicht in den großen Reichtümern.
Manchmal liegt es in den ganz kleinen Dingen
oder sogar ***in dir selbst.***

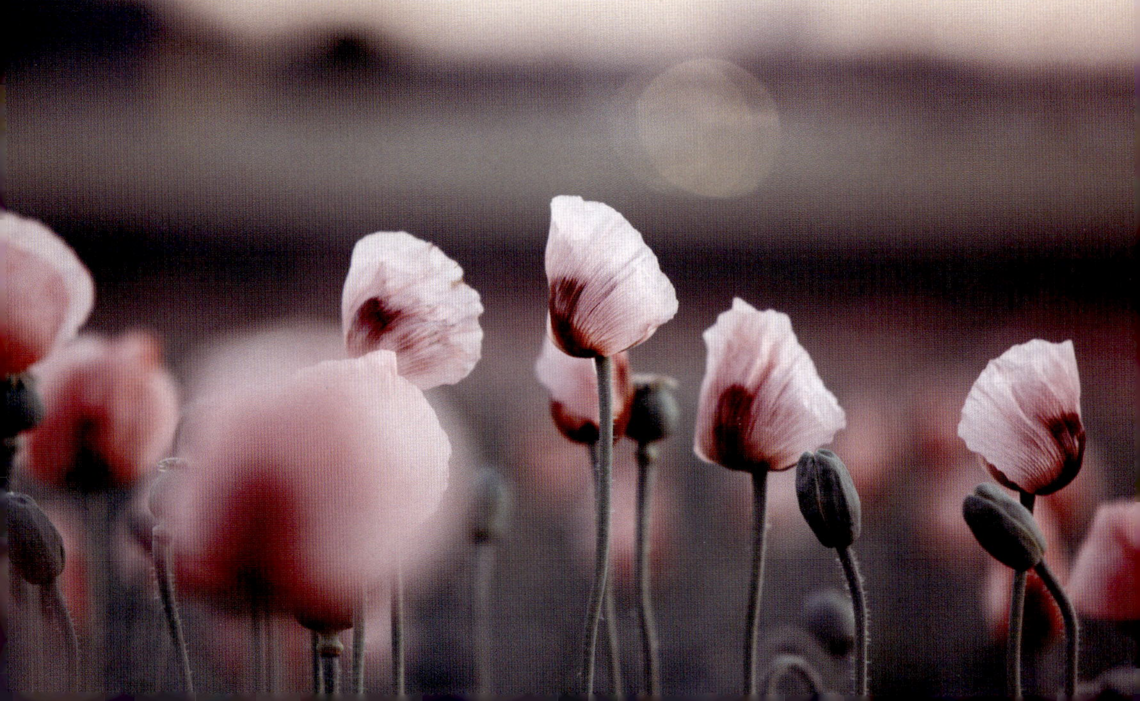

Die meisten Menschen
wissen gar nicht,
wie schön die Welt ist
und ***wie viel Pracht***
in den kleinsten Dingen
sich offenbart.

RAINER MARIA RILKE

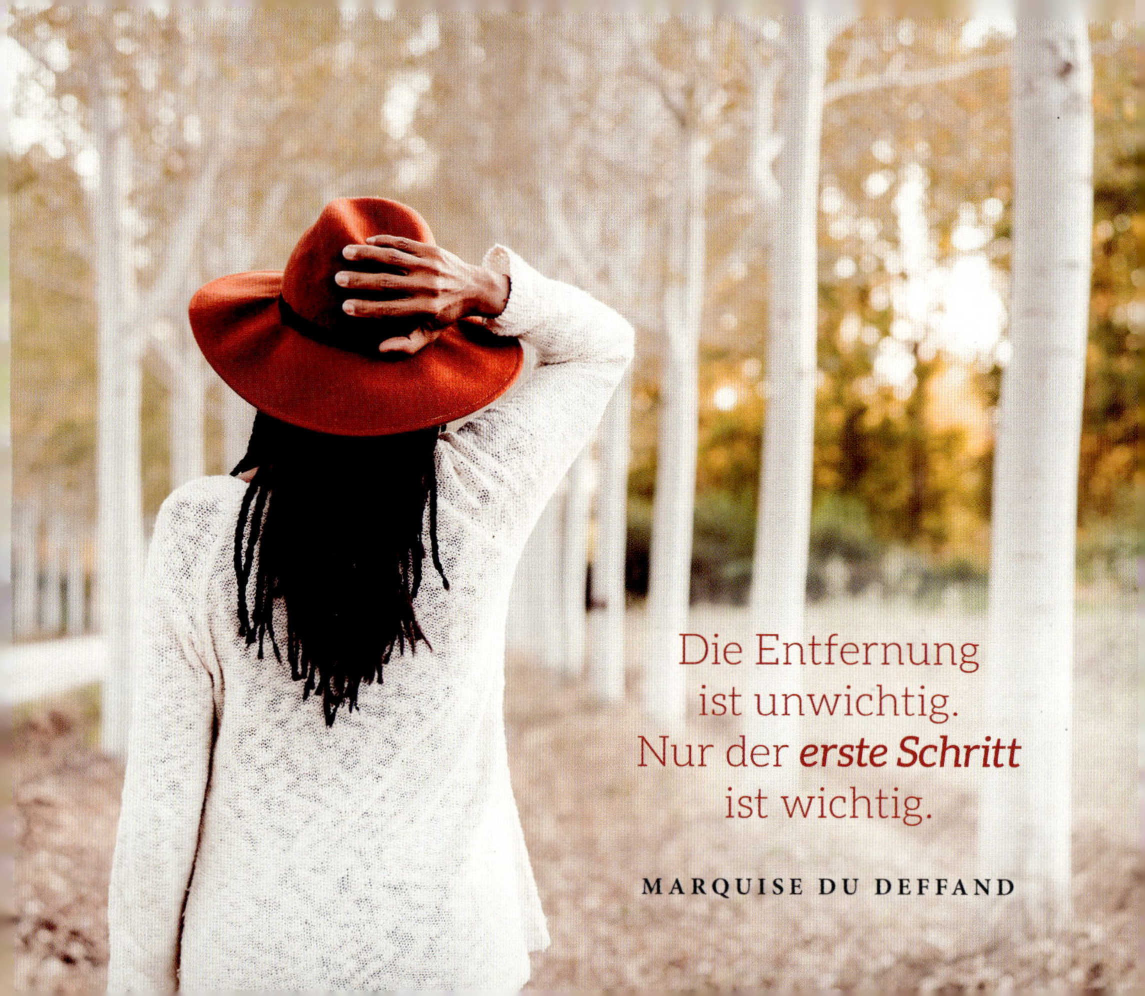
Die Entfernung
ist unwichtig.
Nur der *erste Schritt*
ist wichtig.
MARQUISE DU DEFFAND

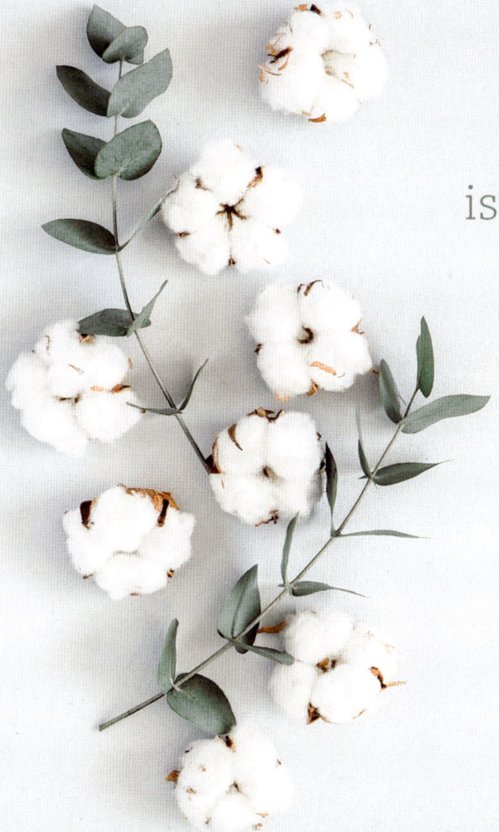

Einfachheit
ist die höchste Stufe
der **Vollendung.**

LEONARDO DA VINCI

Kleine Freuden
können sich als große erweisen.

AESOP

Da gibt es eine Stimme,
die keine Worte benutzt: ***Höre ihr zu.***

RUMI

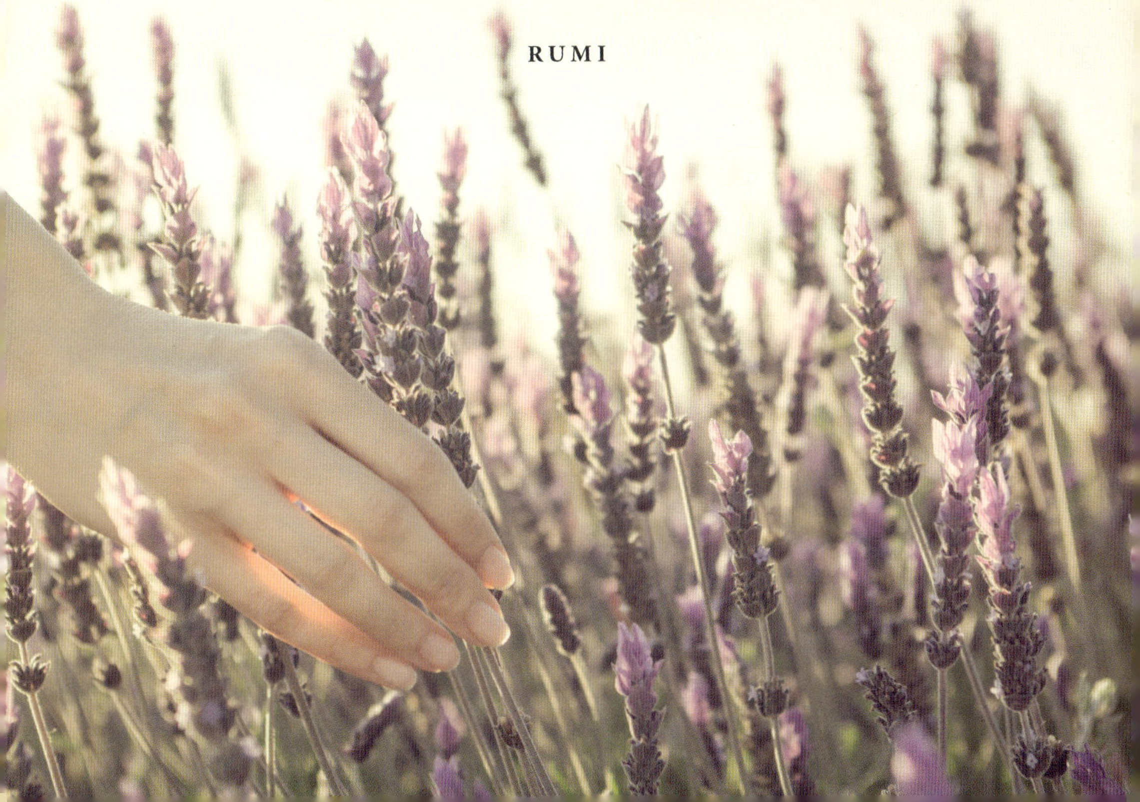

Du bist nur eine einzige ***Entscheidung***
von einem befreiten Leben entfernt.

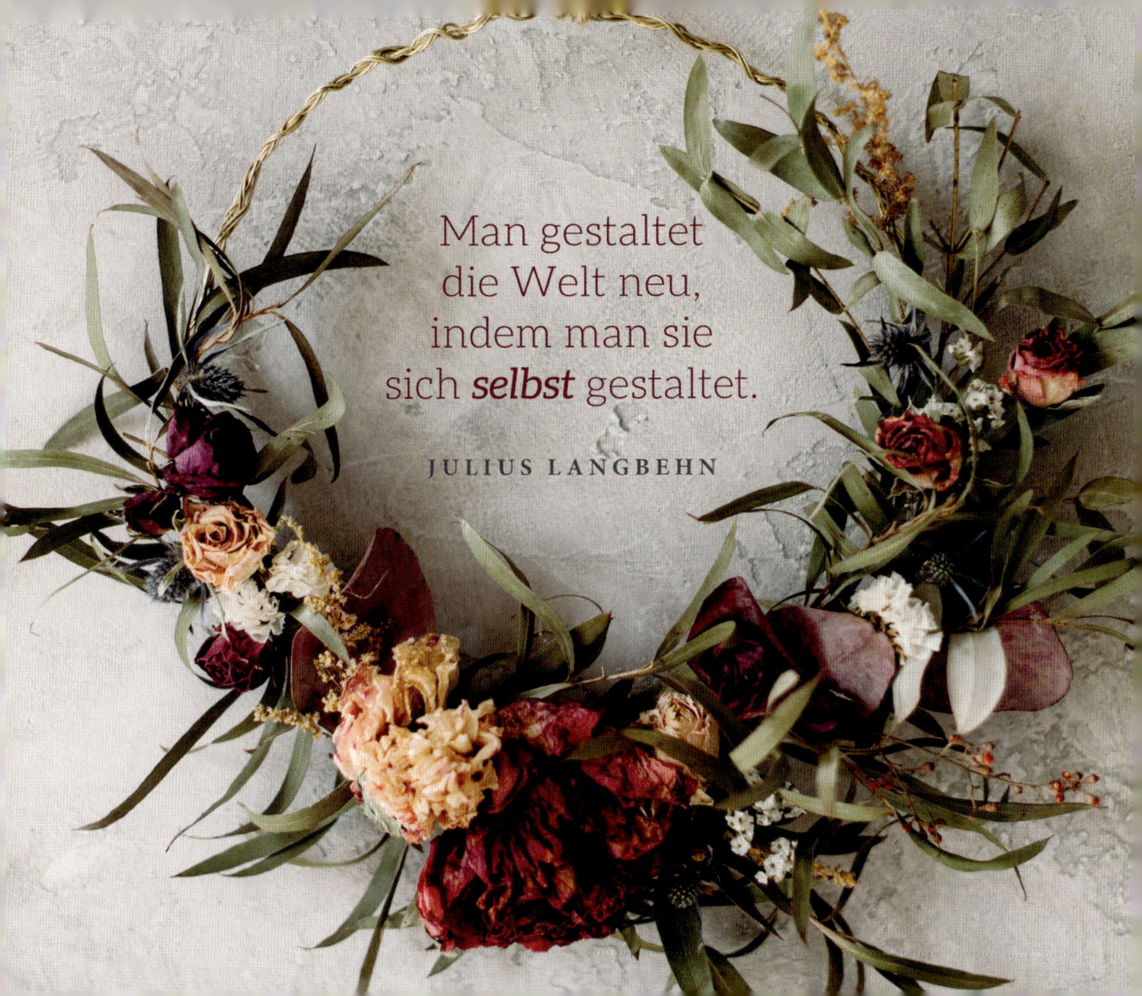
Man gestaltet
die Welt neu,
indem man sie
sich ***selbst*** gestaltet.
JULIUS LANGBEHN

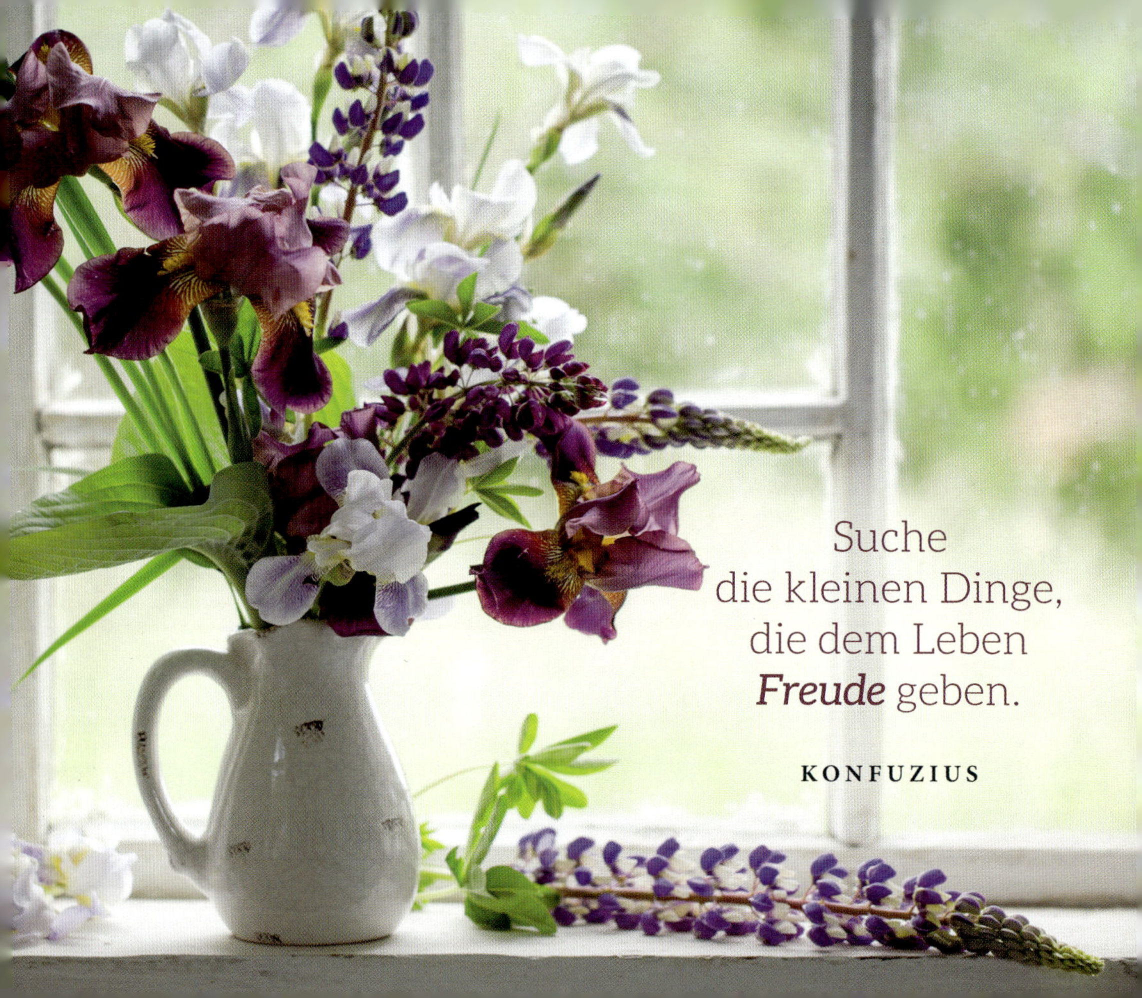

Suche
die kleinen Dinge,
die dem Leben
Freude geben.

KONFUZIUS

Denke an das,
was du hast,
und lege die Betonung
nicht auf das,
was dir fehlt.

Kauft weniger, wählt sorgfältiger aus,
sorgt dafür, dass es ***lange hält.***

VIVIENNE WESTWOOD

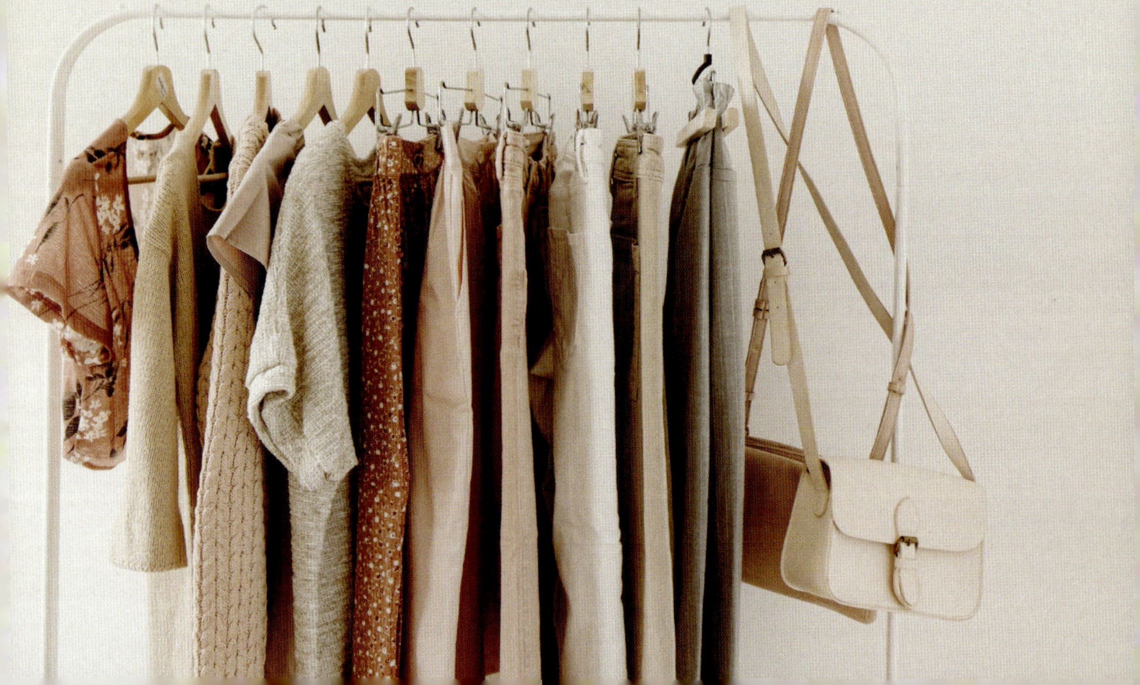

Der Zauber
steckt immer im Detail.

THEODOR FONTANE

Verbringe jeden Tag
einige Zeit mit dir selbst.

DALAI LAMA

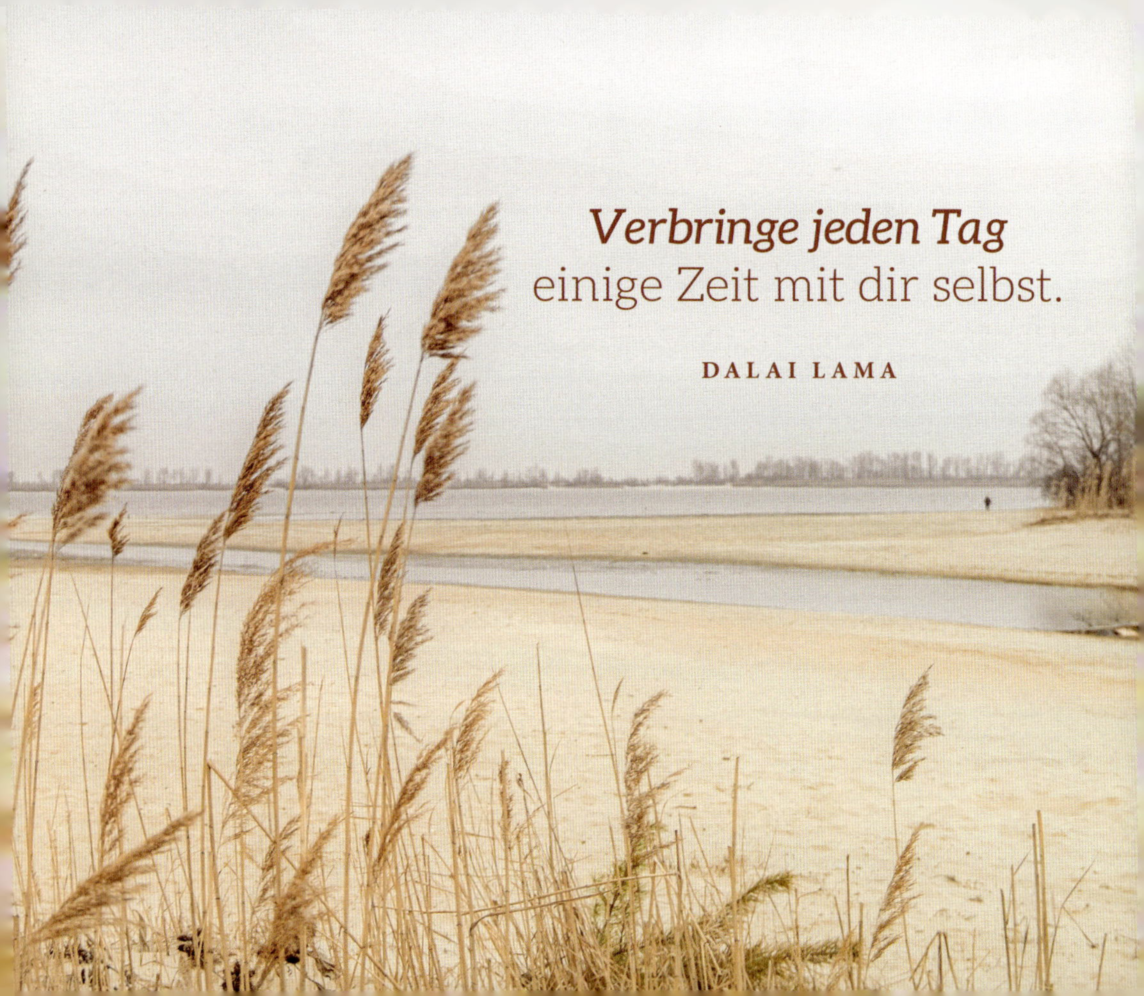

Glück ist ein Schmetterling,
der sich immer unserem Griff entzieht,
wenn man ihn jagt,
der sich aber auf uns niederlässt,
wenn wir ganz still dasitzen.

NATHANIEL HAWTHORNE

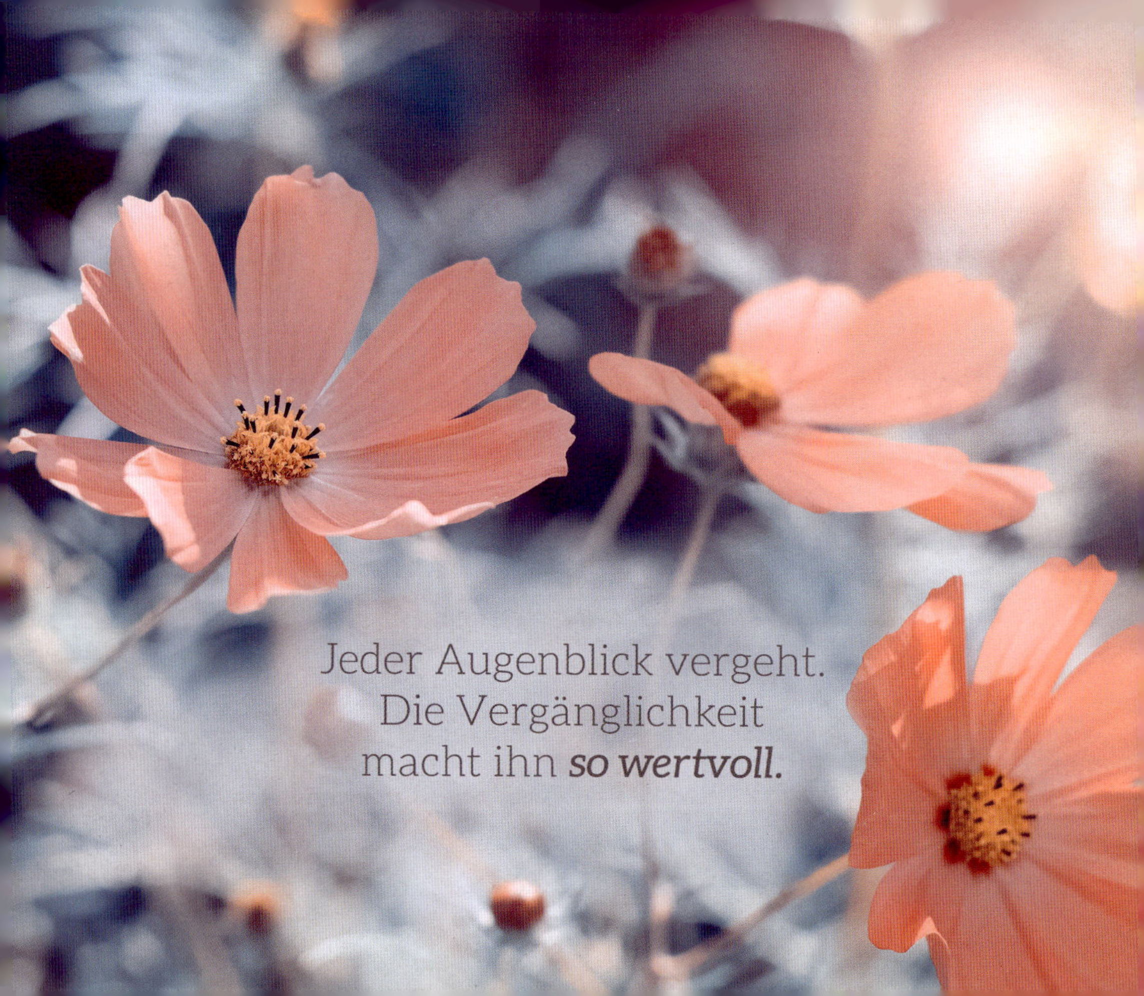

Jeder Augenblick vergeht.
Die Vergänglichkeit
macht ihn ***so wertvoll.***

Nicht an Tage
erinnert man sich,
sondern an
Augenblicke.

CESARE PAVESE

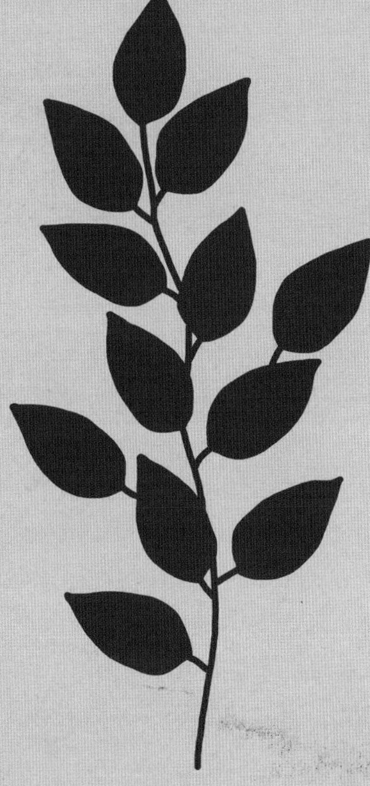

Das ***wahre Glück*** ist die Genügsamkeit.

JOHANN WOLFGANG VON GOETHE

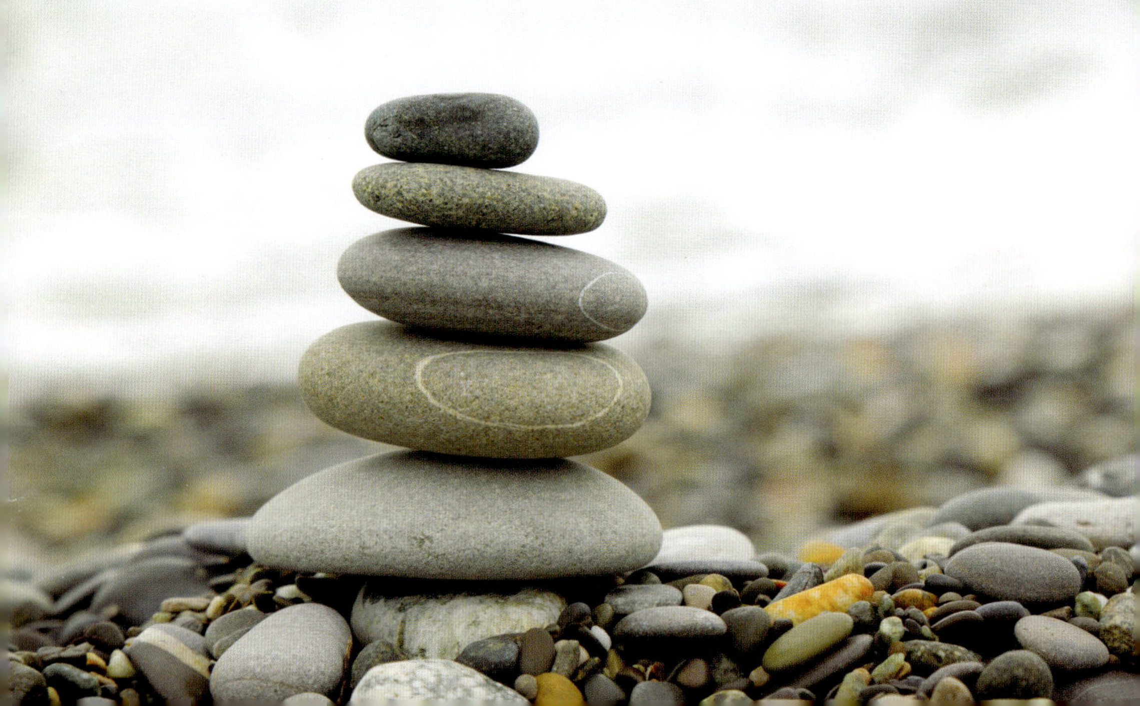

Covermotiv: Alena Ozerova / Shutterstock.com, Mkamils / Shutterstock.com
Fotos & Hintergründe Innenteil: www.shutterstock.com: S. 2, 31: Alena Ozerova, S. 3, 5, 15, 37, 55, 56, 61, 69, 80, 84, 91, 96, 99: kirillov alexey, S. 4: LedyX, S. 5, 46: TopGear, S. 7: baza178, S. 9: IrenaStar, S. 11, 23: Zamurovic Brothers, S. 12, 17, 51, 57, 60, 62, 68, 73, 77, 100: Floral Deco, S. 13: Tanya Syrytsyna, S. 18: GoodStudio, S. 20: New Africa, S. 22: Roxana Bashyrova, S. 28, 65: everst, S. 29: Freedom-Photo, S. 33, 41, 78: kbibibi, S. 35: lena_nikolaeva, S. 42: Suteren, S. 43: Katerina Kreker, S. 44: Julia Sudnitskaya, S. 45, 58: WiPhotoHunter, S. 47: Africa Studio, S. 50: Nesolenaya Alexandra, S. 52, 82: Anna_Sokol, S. 59: Katerina Morozova, S: 63: xnova, S. 64: Anna81, S. 67: Victoria43, S. 72: primopiano, S. 74: Kazantseva Olga, S. 76: Tanya Syrytsyna, S. 80, 91, 105: PhotoWiolaGrafika, S. 81: Guas, S. 85: morrowlight, S. 86: K.Decor, S. 87: iravgustinS, 88: Moritz Fraisl, S. 90¬: Nailia Schwarz, S. 92: eva_blanco, S. 93: Flaffy, S. 94: chyworks, S. 95: Laura Battiato, S. 98: Maya Kruchankova, S. 102: yay.design, S. 103: Bohdan Populov, S. 104: Yulia Gust, S. 106: Garsya; Getty Images: S. 6: Lesya Una, S. 8: Hakase_, S. 10: Anastasiia Krivenok, S. 14: Edalin, S. 16: YanaLesiuk, S. 19: Alexander Spatari, S. 21: TapkiMonkey, S. 24, 70: IrynaDanyliuk, S. 25: raquel arocena torres, S. 26: Povareshka, S. 27: Katsiaryna Shautsova, S. 30: Galina Kamenskaya, S. 32: anyaberkut, S. 34: Kristina Strasunske, S. 36: Liudmila_Fadzeyeva, S. 38: borchee, S. 39, 75: rraya, S. 40: Polina Lebed, S. 48: Helaine Weide, S. 49: volgariver, S. 53: MundusImages, S. 54: Guido Mieth, S. 56: Alabady, S. 66: Terriana, S. 71: Urip Dunker / EyeEm, S. 79: PPAMPicture, S. 83: Westend61, S. 84: Margo Kukhar, S. 89: gadost, S. 96: Alabady, S: 97: Probuxtor, S. 101: Ekaterina Romanova

Vignetten: Getty Images / Neselena, Getty Images / miu_miu
Covergestaltung: Grafisches Atelier, arsEdition GmbH
Innengestaltung: Eva Schindler, Grafing

FSC www.fsc.org
MIX
Papier aus verantwortungsvollen Quellen
FSC® C020056

ISBN 978-3-8458-4708-5
www.arsedition.de